伴侶動物の腫瘍アトラス

臨床獣医師のためのファーストガイダンス

著 Adrián Romairone Duarte
　　Juan Carlos Cartagena Albertus

監訳 丸尾幸嗣

緑書房

This book has been published originally in Spanish under the title:
Atlas de tumores. Oncología en la clínica diaria
© 2014 Grupo Asís Biomedia, S.L.
ISBN Spanish edition: 978-84-942829-4-2

This English edition has been translated by Owen Howard.
Atlas of tumours. Oncology in daily clinical practice
© 2015 Grupo Asís Biomedia, S.L.
Plaza Antonio Beltrán Martínez nº 1, planta 8 - letra I
(Centro empresarial El Trovador)
50002 Zaragoza - Spain

All rights reserved.

Any form of reproduction, distribution, publication or transformation of this book is only permitted with the authorisation of its copyright holders, apart from the exceptions allowed by law. Contact CEDRO (Spanish Centre of Reproduction Rights, www.cedro.org) if you need to photocopy or scan any part of this book (www.conlicencia.com; 91 702 19 70/93 272 04 47).

Warning:

Veterinary science is constantly evolving, as are pharmacology and the other sciences. Inevitably, it is therefore the responsibility of the veterinary clinician to determine and verify the dosage, the method of administration, the duration of treatment and any possible contraindications to the treatments given to each individual patient, based on his or her professional experience. Neither the publisher nor the author can be held liable for any damage or harm caused to people, animals or properties resulting from the correct or incorrect application of the information contained in this book.

Japanese translation © 2016 copyright by MIDORI-SHOBO Co., Ltd.

Japanese translation rights arranged with Grupo Asis Biomedia Sociedad Limitada, under its branch Servet Zaragoza, Spain through Tuttle-Mori Agency, Inc.

SERVET発行のAtlas of tumours. Oncology in daily clinical practiceの日本語に関する翻訳・出版権は株式会社緑書房が独占的にその権利を保有する。

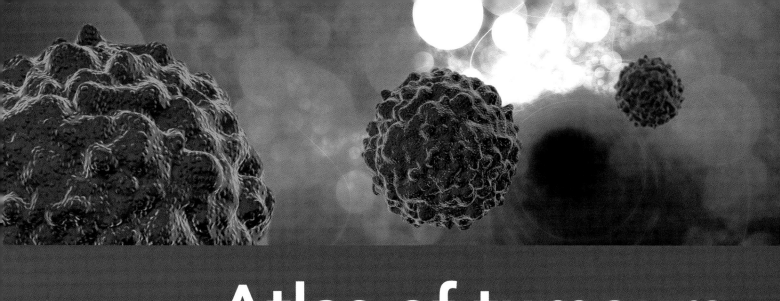

Atlas of tumours

Oncology in daily clinical practice

Adrián Romairone Duarte
Juan Carlos Cartagena Albertus

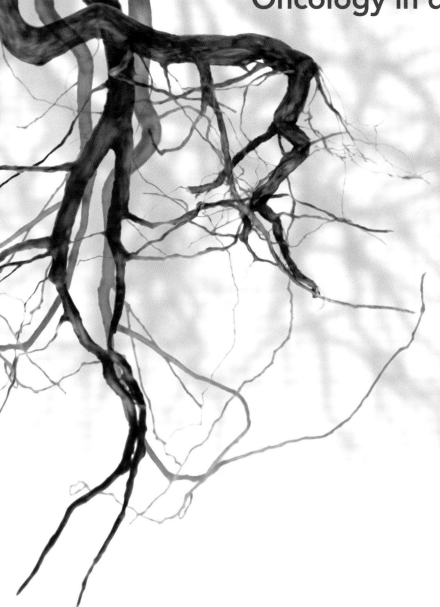

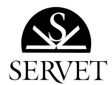

ご 注 意

本書中の診断法，治療法，薬用量については，最新の獣医学的知見をもとに，細心の注意をもって記載されています。しかし獣医学の著しい進歩からみて，記載された内容がすべての点において完全であると保証するものではありません。実際の症例へ応用する場合は，使用する機器，検査センターの正常値に注意し，かつ用量等はチェックし，各獣医師の責任の下，注意深く診療を行ってください。本書記載の診断法，治療法，薬用量による不測の事故に対して，著者，監訳者，翻訳者，編集者ならびに出版社は，その責を負いかねます。

(株式会社 緑書房)

著者プロフィール

Adrián Romairone Duarte

アルゼンチンのラ・パンパ州へネラルピコにあるラ・パンパ国立大学獣医学部を卒業後，同大学の大学院獣医学研究科に進む。現在，博士課程の最終年度に在籍中。1987年から臨床獣医師として活躍し，現在は伴侶動物と猛禽類の診療を専門とするCentro de Diagnóstico Veterinarioの院長を務めるとともに，ウェブサイト（www.diagnosticoveterinario.com）の編集にも携わっている。専門分野は臨床腫瘍学，診断細胞学，軟部外科，内固定・外固定による骨接合術を中心とした外傷学，猛禽類の内科および外科病理学。

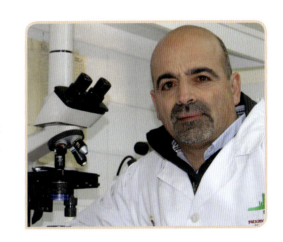

Juan Carlos Cartagena Albertus

1987年，スペインのサラゴザ大学で獣医学の学位を取得。王立獣医外科協会の専門医であり，腫瘍学と軟部組織外科分野においてスペイン小動物獣医協会（AVEPA）の正式な認可を受けた理学系修士で，内視鏡検査・低侵襲手術の専門家である。また，欧州獣医腫瘍学会，AVEPAの内視鏡・腫瘍学・軟部外科部会に所属している。現在はイギリスのアップミンスターにある夜間動物病院に勤務している。

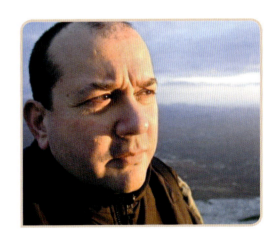

著者プロフィール

Adrián Romairone Duarte

アルゼンチンのラ・パンパ州ヘネラルピコにあるラ・パンパ国立大学獣医学部を卒業後，同大学の大学院獣医学研究科に進む。現在，博士課程の最終年度に在籍中。1987年から臨床獣医師として活躍し，現在は伴侶動物と猛禽類の診療を専門とするCentro de Diagnóstico Veterinarioの院長を務めるとともに，ウェブサイト（www.diagnosticoveterinario.com）の編集にも携わっている。専門分野は臨床腫瘍学，診断細胞学，軟部外科，内固定・外固定による骨接合術を中心とした外傷学，猛禽類の内科および外科病理学。

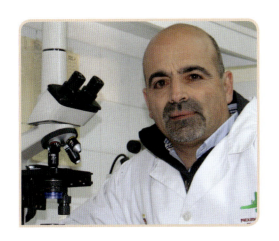

Juan Carlos Cartagena Albertus

1987年，スペインのサラゴザ大学で獣医学の学位を取得。王立獣医外科協会の専門医であり，腫瘍学と軟部組織外科分野においてスペイン小動物獣医協会（AVEPA）の正式な認可を受けた理学系修士で，内視鏡検査・低侵襲手術の専門家である。また，欧州獣医腫瘍学会，AVEPAの内視鏡・腫瘍学・軟部外科部会に所属している。現在はイギリスのアップミンスターにある夜間動物病院に勤務している。

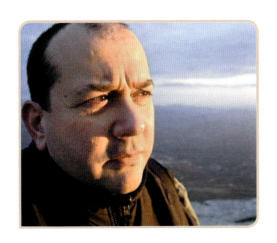

序文

一般的な臨床像と腫瘍症例

　多くの飼い主にとって動物の腫瘍（腫瘤）は悩みの種であり，獣医師は日常診療のなかでこれについての相談をよく受ける。

　体表面など，腫瘍がみえる，または直接触れられる場合，通常は素早く診断・治療のアプローチが行えるため，効果的に治療を実施できる。その結果，多くの症例において腫瘍を完全に解消できるか，少なくとも腫瘍が動物の健康に及ぼす悪影響を最小限にすることができる。一方で副腎腫瘍や下垂体腫瘍など，腫瘍がみえない，または触れられない場合は，病歴や臨床症状，内科学の知識に裏打ちされた系統的検査の結果などから，まずは腫瘍の存在自体を疑わなければならない。

　その徴候が腫瘍によるものか否かを速やかに識別することは，動物とその飼い主にとって，予後が非常に悪いものとなるか，それとも不必要な苦痛を回避し，よい転帰をもたらす治療を行えるかの分かれ目となる。

　臨床獣医師は，腫瘍の存在を"常に"疑うべきである。とりわけ，初期治療に効果が認められない場合や症状が長期間持続する場合は，注意が必要である。

　咳，下痢，嘔吐，跛行，脱毛，貧血，高カルシウム血症などの臨床症状は，ある種の損傷や傷害に反応して誘導される。治療の効果が得られなかったり，症状が長期間持続する裏には，腫瘍など，それを誘導する疾患が潜在的に存在していることがある。この存在に気づかないことは，しばしば動物に対して酷い結果をもたらす。

　臨床獣医師は動物と獣医腫瘍学の専門医を結びつける存在である。臨床獣医師と専門医はどちらも時間と闘いながらも，動物に最良の転帰をもたらすうえで欠かせないプレイヤーである。臨床獣医師がもつ一般知識と専門医がもつ専門知識が合わさることによって，相乗効果をもたらすはずである。

臨床獣医師の仕事のゴールはどこにあり，専門医の仕事はどこからはじまるのだろうか？

1. 目にみえる腫瘍の外科的切除後，それ単独で治療した場合よりも長い無病期間を得るために補助療法が必要とされる。専門医は，化学療法における最良の情報と，可能性のあるすべての治療法を臨床獣医師に提供するべきである。
2. 理由が腫瘍型によるものであろうと（炎症性乳癌や明らかな転移など），飼い主の選択によるものであろうと（骨肉腫症例における断脚や下顎骨切除の同意を拒絶した場合など），安楽死を選択する前に，最後の手段として専門的な治療を検討するべきである。
3. 目にみえない，あるいは全身に悪影響を及ぼす腫瘍（脳腫瘍や腺管腫瘍など）の大部分の症例において，経験や診断基準が不足している場合は，診断や治療の段階でそれらに対応することができない。

本書に示した内容は，臨床獣医師と専門医の協力の成果であり，学界だけでなく犬・猫やエキゾチックアニマルの健康を守る日常診療，そして専門医がその専門性を確立するために有用であることを私は期待している。

ここ数十年にわたる腫瘍研究は，発がんウイルスやがん遺伝子，がん抑制遺伝子，がん原遺伝子の活性化，紫外線などの環境刺激の直接作用など，腫瘍の発生における神秘を解き明かした。また，結果的に悪性腫瘍を誘発する深刻な突然変異を促進する，もしくは生み出す無数の発がん物質を特定した。この広範囲の疾患について発見すべきことはまだ多くあるが，もはやかつて示した脅威を呈してはいない。

腫瘍学研究者であるJaime Modianoの言葉を借りれば，「腫瘍につながる最も大きな危険因子は生きていること」である。腫瘍の早期診断や治療のためにより多くの選択肢を活用するには，臨床獣医師と専門医の絆を強めていかなければならない。

Adrián Romairone Duarte

獣医学領域における専門医としての腫瘍学

「oncology」という言葉はギリシャ語の「onkos（腫瘍）」と「logos（学問）」に由来し，腫瘍の治療と学問を表している。腫瘍は治療できる疾患であり，多くの症例は治癒が可能である。獣医師は毎日，腫瘍に罹患した動物が抱える問題に取り組んでいる。我々が腫瘍について考えるとき，まず心に浮かぶのは外科手術である。確かにこれは腫瘍学において基本的な手段である。しかしながら，個々の動物に対して，腫瘍学は最も論理的で完全な方法で各々の症例に取り組むよう試みる。

最初に，腫瘍学の専門医は治療介入前に動物の状態や腫瘍についてできる限り多くの情報を得るよう試みる。専門医の次の目標は，計画した外科的介入の結果をよりよくするため，そして外科手術の前に飼い主が知っておくべきその他の関連した変数を特定するために，まず何をすべきかを決定することである。いったん介入がはじまれば，動物と腫瘍に対して最適なアプローチを選択することに焦点を合わせ，治癒を促し，可能であれば播種を避け，機能を温存し，十分で迅速な回復を得る特別な手段を適応する。そのため，外科腫瘍学は標準的な外科手術とは著しく異なる。この処置の間に，確定診断，浸潤の程度，予後などを知るためにサンプルを採取する。しかしながら，この一連の作業はまだ完全ではない。

腫瘍学はさらなる高みを求め，動物を完治させ再発を防ぐために，関連したすべての治療を適用しようとし，その動物において可能性のある最もよい転帰に対する展望をもって，疾患の治療と進行をコントロールしようとする。簡単な外科手術を実行するとき，我々がこのゴールに近づけば近づくほど，我々は腫瘍学の専門医として機能するようになる。

腫瘍学は飼い主を怖がらせることがある。そのうえ，腫瘍学には複数の外観をもちうる多くの様々な疾患が含まれる。しかし，慢性疾患の症例に対峙したとき，我々はしばしば動物を治癒する，あるいは少なくとも彼らを安定化させることができる。

結果として我々が治療する動物はより長く生き，飼い主はとりわけ我々の獣医師としての専門性に感謝する．これは必然的に腫瘍症例の来院数増加につながり，そのことはより専門的な方法でケアすることの必要性を浮き彫りにする．

　飼い主はこのような専門的なケアを求めており，我々は21世紀の獣医師としてプロフェッショナルな方法で獣医療を提供すべきである．腫瘍学領域において蓄積されてきた技術と知識は無視できない．

　もしあなたが次に診察する動物に手術すべき腫瘍がみつかったら，プロフェッショナルな方法でその問題に取り組むこと，それが獣医師としての責任である．本書は，そのような獣医師の助けになるよう，我々の経験や関連する情報を編集している．本書によって，多くの獣医師が腫瘍学領域に飛び込むモチベーションを得ることを望む．

　頑張ってください．さあ，仕事に取り掛かりましょう．

Juan Carlos Cartagena Albertus

7 眼の腫瘍 ……129

- 眼瞼の腫瘍 ……130
  - 犬の眼瞼腫瘍 ……130
  - 猫の眼瞼腫瘍 ……133
- その他の腫瘍 ……134
- 眼内腫瘍 ……135
- 眼窩腫瘍 ……138
- 瞬膜腺の腫瘍 ……139
- 二次性の眼球内腫瘍 ……139
- 診断的検査 ……141
- 治療 ……141

8 四肢の骨肉腫 ……143

- 病因 ……149
  - 身体的因子 ……149
  - 遺伝的素因 ……149
- 臨床徴候 ……149
  - 四肢 ……149
  - 体軸骨格 ……151
  - 全身的障害における一般的な臨床症状 ……151
- 診断 ……151
  - 放射線診断学 ……151
  - 細胞学的および組織学的診断 ……152

9 エキゾチックアニマルの腫瘍 ……157

- エキゾチック種に好発する腫瘍 ……159
  - インコの腎臓腺癌 ……159
  - フェレットの骨肉腫 ……160
  - 羽包嚢胞 ……161
  - 黒色腫（メラノーマ）や扁平上皮癌 ……162
  - ウサギの子宮の腫瘍 ……164
  - リスの腹部（卵巣）腫瘍 ……164
  - オオタカの肥満細胞腫 ……166
  - ボネリークマタカの胸腺腫 ……166

胆管癌 …………………………………………………………………… 167
　　　皮膚の黄色腫 …………………………………………………………… 167
　　　ジャンガリアン(ロシアン)ハムスターの外耳道の乳頭腫 ………… 169

10 がん化学療法の実際 ……………………………………… 175
治療 ………………………………………………………………………… 177
　　　術後補助化学療法 ……………………………………………………… 178
　　　メトロノミック化学療法 ……………………………………………… 179
　　　低分子阻害薬 …………………………………………………………… 181
化学療法の副作用 ………………………………………………………… 182
　　　好中球減少と敗血症 …………………………………………………… 182
　　　消化管障害 ……………………………………………………………… 183

Appendices ……………………………………………………… 185
　　　Appendix 1　獣医腫瘍学において最もよく使用される薬剤 ………… 186
　　　Appendix 2　体表面積換算表 …………………………………………… 190

References ……………………………………………………………… 191

臨床腫瘍学 総論

General aspects of clinical oncology

1

診断アプローチの基本原則

Basic principles of
the diagnostic approach

2

サンプルの採取と検査所への輸送

Sample collection and transport to the laboratory

臨床腫瘍学総論
General aspects of clinical oncology

サンプルの採取と検査所への輸送

サンプル（生検材料）の採取

正確な診断，正確な予後判定や適切な治療は，すべて正確なサンプル採取の方法に依存している。サンプルを採取することで，腫瘍の同定や，少なくとも腫瘍を除外することで正確な確定診断を下すことができる(Fig. 1)。結節を穿刺したり，腫瘍表面をスタンプして得られる細胞や異型性を示す組織の存在を確認することで，生命を脅かす病気の存在を早期に診断できる可能性がある。さらに腫瘍による深刻な影響を緩和したり，完治を目指した治療方法を導き出せる可能性もある。

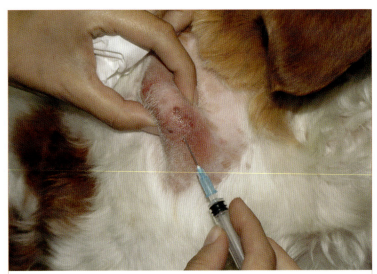

Figure 1. 細針吸引(FNA)によるサンプル採取方法

専門医のメモ

細針吸引(FNA)で得られるサンプルは，元々存在している細胞のタイプによるものであり，ひとつの細胞が変化しているからといって病変を反映していると考えてはいけない。

細胞診とそれに続く組織検査の結果，臨床的に疑われる疾患は科学的なエビデンスに基づいて判断する必要がある。これは獣医腫瘍学の原点である。

腫瘍診断における重要な事項は以下の通りである。腫瘍を疑うには臨床所見に基づいた推測がきっかけとなるが，それには細胞診や組織検査によって構造的な変化が示されたという裏付けが必要となる。

サンプルの採取と検査所への輸送 2

生検と穿刺

　生検方法は，腫瘍の種類，生検者の好み，利用可能な器材や予算などによって症例ごとに様々である。しかし，いずれの症例においても最終的な目的は確定診断を下すということである。したがって，サンプルの採取方法，固定方法や輸送方法などの各段階における知識や，得られた結果の解釈を理解することは，獣医腫瘍学において必要である。

　生検方法には切除生検と切開生検の2種類があり，サンプルが組織の全体か一部分かによって方法が異なる（Figs. 2-15）。切除生検の第一目的は診断に加えて治療となる。この方法は十分なマージンを確保した摘出が必要であり，組織学的に裏付けを取る必要がある。

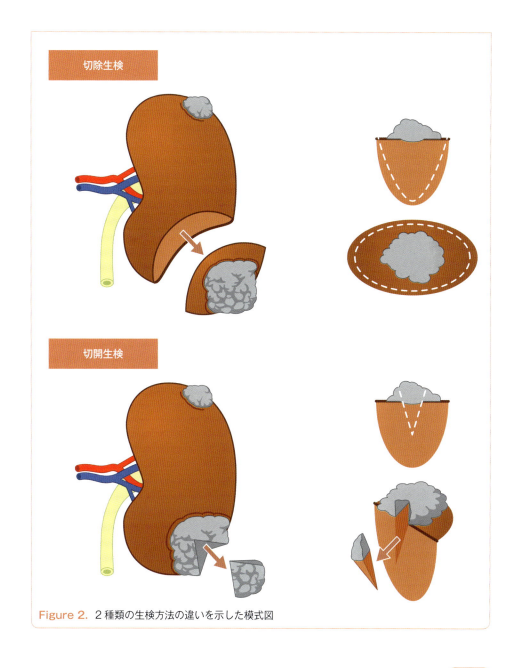

Figure 2. 2種類の生検方法の違いを示した模式図

臨床腫瘍学総論
General aspects of clinical oncology

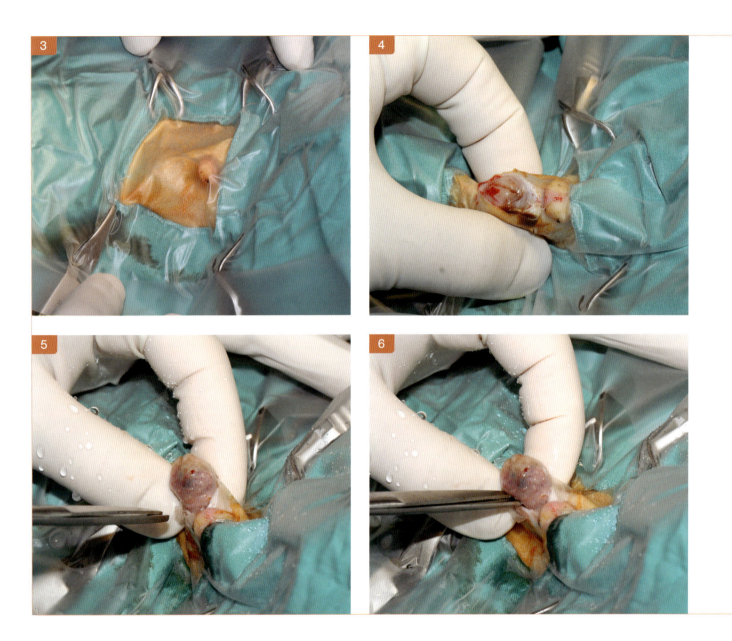

臨床腫瘍学総論
General aspects of clinical oncology

> **!** 専門医の見解

標本を検査するためのヒント

- 病歴を通読し，生検する前に全身的な身体検査を実施する。

- 検査するべきか悩んだ場合には検査する。

- 腫瘤，腫大したリンパ節や液体貯留がみられる動物が来院した場合には，常に細胞診を実施することを考慮する。

- リンパ節転移が疑われる場合には，リンパ節の細胞診は特に重要である。リンパ節腫大とリンパ節転移は同義語ではない。正常の大きさのリンパ節でも転移がみられる場合もある。

- 生検をする前にすべての腫瘤の位置や大きさを計測し，病歴も書き加える。

- サンプルが検査すべき部位から採取されているかどうか。もし不確かな場合には再度生検を繰り返す。

- サンプルの準備を遅延させない。

- サンプルの準備に注意を払う。

- 支配的な細胞タイプを特定する。

- 炎症がある場合には，サンプルに反応性の細胞が出現するので混乱するかもしれない。

- サンプル中に正常ではない細胞が出現した際には，腫瘍の性質を示しているかもしれない。特に転移を特定するには役に立つ。

- 腫瘤の切除縁をマークすることで切除が完全か確認できる。この方法は検査所も報告するには有用である。

ホルマリンの浸透力とサンプルの大きさ

ホルマリンは1時間に約0.5 cmの割合で組織に浸透する。そのため，腫瘍全体を提示し，なおかつ固定液が十分浸透する大きさで固定するように注意を払う。固定する際にリンパ節，肝臓や脾臓のように被膜が存在する場合は問題がある。このような場合には，組織に割面を入れ，十分に固定液に浸漬させることが重要である。

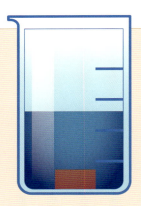

■ ホルマリン液（固定液）
■ サンプル

Figure 39. サンプルに対して推奨される固定液の割合

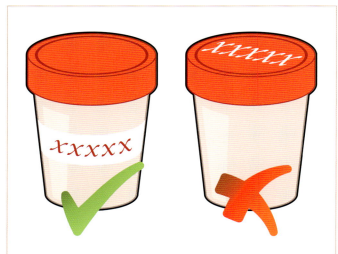

Figure 40. サンプルを入れた容器へのラベリング方法（左が正しい方法）

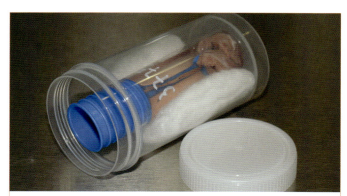

Figure 41. サンプルを入れた容器を送付するための保護用の容器

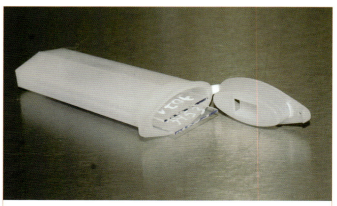

Figure 42. 塗抹あるいはスタンプしたスライドガラスを送付するための容器

臨床腫瘍学総論
General aspects of clinical oncology

摘出後30～60分はサンプルを生理食塩水で浸したガーゼで包み，4～6℃で保存可能である。凍結は不可である。サンプルはその後，固定液に浸漬する。

化学的手法は最も一般的であり，単剤あるいは複数の薬剤によって細菌性の融解あるいは腐敗を予防しつつ化学的に固定する。これらの手法はサンプルの組織学的あるいは細胞学的に組織構造が良好に保たれる。また，長期間の保存が可能であり，後々の解析も可能である。

単一の液体化学薬品としては，10％リン酸緩衝ホルマリン固定液，メタノール，96％エタノールが，複数の薬液としてはブアン固定液，ツェンカー固定液，カルノア固定液があり，これらを目的によって使い分ける。

これらの固定液が組織を保存する過程は様々であり，アルコールを使用した際には脱水，タンパク質への直接作用（ホルマリン）や混合液を使用した際には異なった細胞組成への併用効果が挙げられる。固定液には固定する組織や目的に対してそれぞれの固定法があるため，どの固定液が最適かを言及することは困難である。

採取したサンプルの元々の組織の特徴を最大限保存する，汎用性が高く一般的に使用される固定液としては，10％中性緩衝ホルマリン液，メタノール，96％アルコールが挙げられる。これらは経済的で，多用途で，容易に入手可能であり，世界中の獣医病理学者にとって身近な固定液である(Fig. 38)。

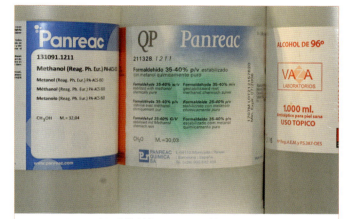

Figure 38. 10％中性緩衝ホルマリン液，メタノール，96％アルコールが固定液として最も一般的に使用される

使用する固定液量は組織に十分に作用する量が必要であり，組織が大きすぎたり厚すぎたりせず，全体的に固定液に浸漬していることを確認する必要がある。これは自己融解や腐敗を防ぎ，検査可能な組織を提供するためである(Fig. 39)。また，輸送に際して適切な標識をする必要がある(Fig. 40)。

容器の蓋に名前などの記載をしてはいけない。容器本体に油性マーカーでサンプルの名前などを記載する方法が理想的である。

輸送中にサンプルを保護するためには，サンプルを入れた容器よりさらに大きめの容器の中に入れる。このことにより，輸送中にサンプルの破損や固定液の漏出を防ぐことができる(Fig. 41)。これは塗抹あるいはスタンプしたスライドガラスにおいても同様で，輸送に適した容器を選択する必要がある(Fig. 42)。

2 サンプルの採取と検査所への輸送

> **専門医のメモ**
>
> サンプルを採取する前に検査所のスタッフに相談する際には，問題になっている場所からサンプルを採取するプロトコルも相談する方が望ましい。

サンプルの固定および保存方法

　サンプルが採取（内視鏡，FNA，擦過，気管支肺胞洗浄，腹膜穿刺など）された後は，サンプルの劣化を防ぐ必要がある。組織の一部が採取された場合には，正確な細胞診や病理組織検査の結果を得るために組織構造を保存するように努めることが重要である。

　物理的および化学的手法を用いて固定，保存する。物理的手法で最も知られているのは冷却法であり，いったん2〜5℃に冷やした後に凍結する方法である。この方法は短期間での保存方法に適しているが，細胞構造の変化がみられるため長期間後の解析のための保存には適していない。サンプルをすぐに保存することができない時には，固定液に浸漬させるまで冷蔵庫で湿潤させたガーゼに包み，保存する方法がある（Figs. 34-37）。

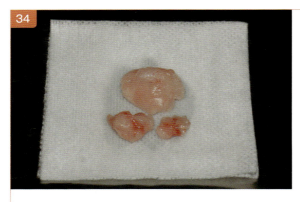
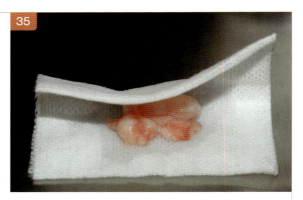
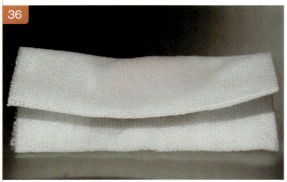
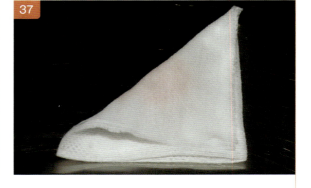

Figures 34-37. 固定前の一時的な保存方法

臨床腫瘍学総論
General aspects of clinical oncology

　事前診断の確定あるいは鑑別のために，様々な種類の組織サンプルを検査所へ送付する。このようなサンプルを採取するためには，解剖学的知識や内視鏡検査手技の習熟，適切な部位から適切な量を確実に採取することへの意識が必要である（Figs. 30-33）。

　切開生検や切除生検で得られたサンプルは，両者とも同様の処理をする。異なる点は得られたサンプルの大きさと数のみである。

内視鏡生検を実施する際に，サンプルの大きさや保存方法に関するミスを最小限に抑えるために，事前に検査所に相談するのが望ましい。検査所のスタッフは，必要最低限のサンプル数や，サンプルに対して最も適切な保存方法について教えてくれるであろう。

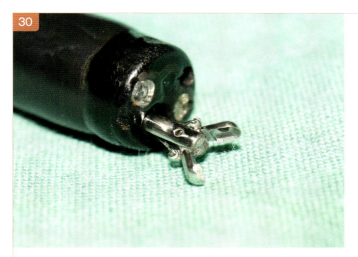
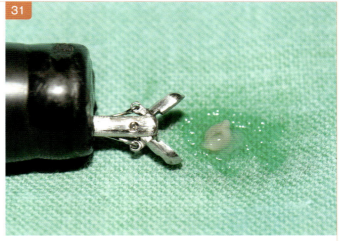
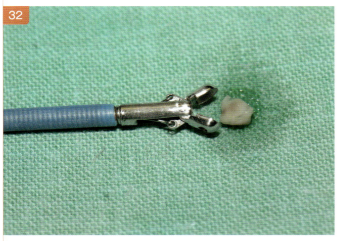
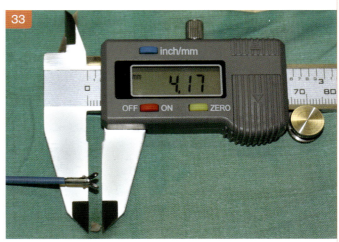

Figures 30-33. 内視鏡による採材

サンプルの採取と検査所への輸送 2

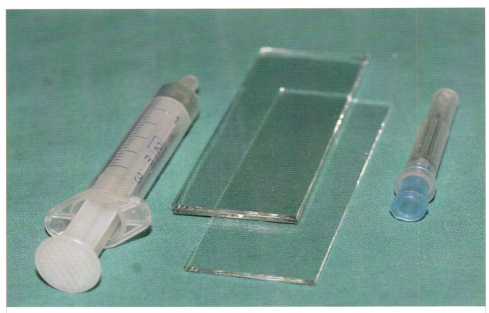
Figure 29. 細胞診用の器材

内視鏡生検
　内部に存在する臓器からサンプルを採取するのに，必ずしも外科手術が必要というわけではない。内視鏡検査は腹腔鏡，胸腔鏡や関節鏡などを用いて実施する検査であり，自然孔（例：口，肛門，鼻孔，咽頭，喉頭，気管，気管支，耳）や異常な開口部を通じて，診断価値の高いサンプルを得ることができる有用な検査方法である。

! 専門医のメモ

内視鏡検査用に多種多様な使い捨て（ディスポーサブル）の器具があり，それらはサンプルを採取するために非常に有用である。

臨床腫瘍学総論
General aspects of clinical oncology

　引き金式生検針を用いると，迅速で効果的にサンプルを得ることができ(Figs. 25, 26)，損傷部位が小さく，出血も防げ，サンプルの細胞構成を保持したまま採取することも可能である。

　その他の方法としては，生検針(Figs. 27, 28)の腫瘍組織内への挿入や吸引，あるいは得られた組織を排出する際に手動で完全に実施する方法もある。

　腫瘍に到達しやすい場合には，単純にシリンジと針，スライドと固定剤を用いることで，より精巧な生検方法となることもある(Fig. 29)。

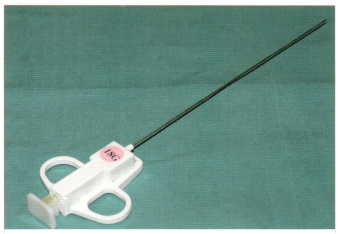

Figure 25. 超音波ガイド下生検用の器具

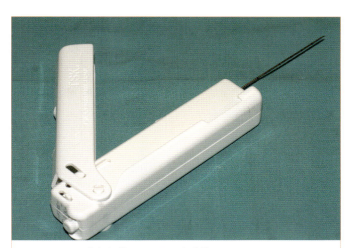

Figure 26. 軟部組織用の器具。自動針

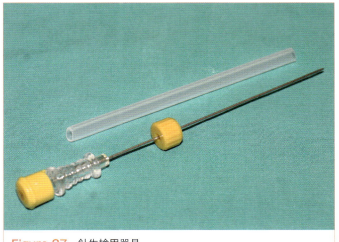

Figure 27. 針生検用器具

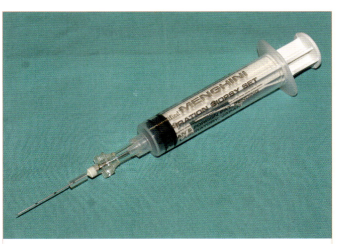

Figure 28. メンギーニ針

サンプルの採取と検査所への輸送

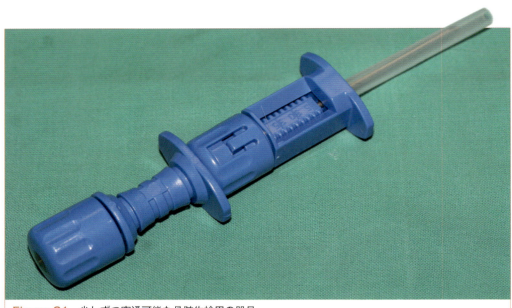

Figure 21. 少しずつ穿通可能な骨髄生検用の器具

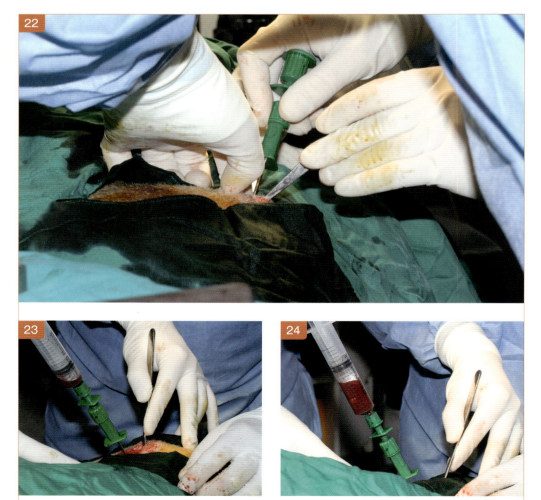

Figures 22-24. 骨髄からのサンプル採取方法

臨床腫瘍学総論
General aspects of clinical oncology

生検器具

　生検を行うための器具は多種多様であり，使用が1回限りのものから複数回使用可能なものまである。これらの器具は人の医療からのものであり，なおかつ獣医療でも簡便に使用できる。サンプルを採取することに特化した器具を使用することで，時間を短縮させるのみでなく，採取したサンプルの信頼性を増すことが可能であり，また動物の侵襲を減らすこともできる。使用する器具は腫瘍が存在する位置や腫瘍組織の性質により異なる。大まかにいうと，軟部組織と骨組織では異なる器具を使用するということである。骨に使用する器具は大きく2種類あり，骨／軟骨組織に使用するのか(Figs. 16-20)，骨髄に対して使用するのか(Figs. 21-24)で分類される。

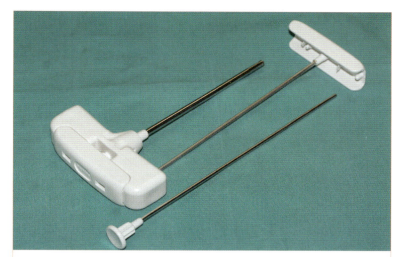

Figure 16. 骨，骨髄や腫瘍性骨組織を生検するための器具

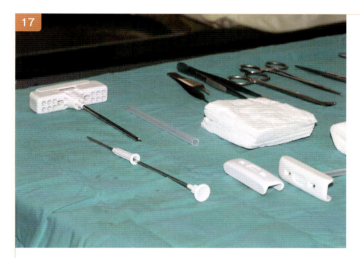
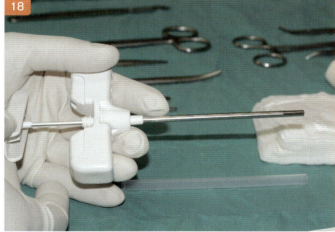
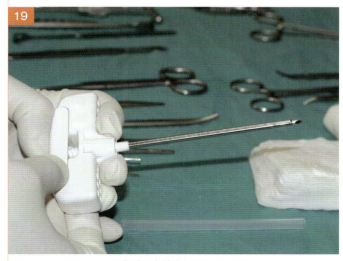
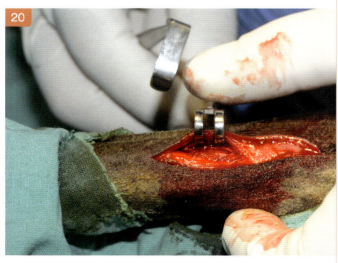

Figures 17-20. 骨肉腫の生検を行うための器具

2 サンプルの採取と検査所への輸送

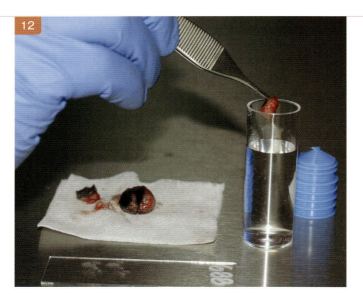

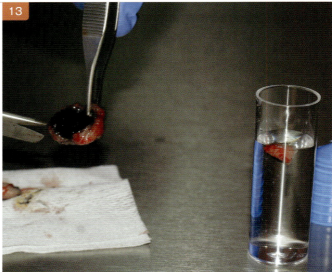

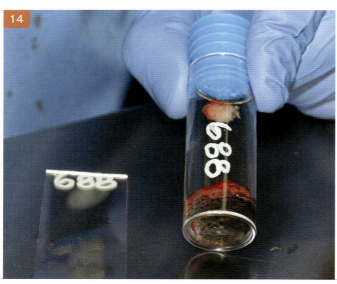

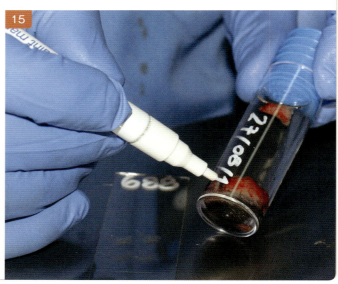

臨床腫瘍学総論
General aspects of clinical oncology

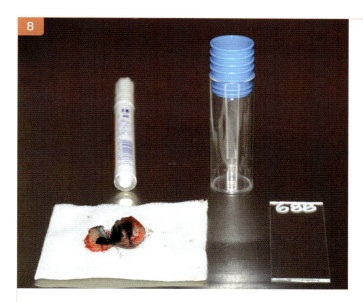
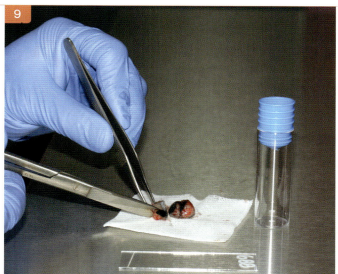
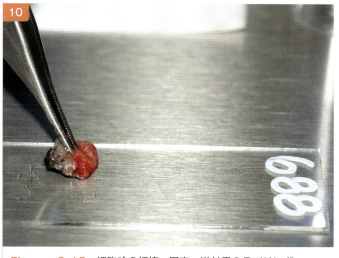
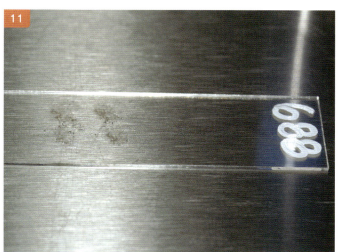

Figures 8-15. 細胞診の押捺，固定，送付用のラベリング

価値のある組織学的検査用の組織を採取するためには，組織タイプ，併発疾患，腫瘍の解剖学的位置，生検方法や材料の知識，考えうる鑑別疾患名などを十分に考慮した計画が必要となる。サンプルを採取するために，動物を全身麻酔下におくことは，十分な疑いがあるサンプルを採取するためや，いったん得られたサンプルを正確に取り扱うために必要である。事前の採取計画や標的サンプルの採取，サンプルの同定，保存，迅速かつ効率的な輸送方法を取ることは，最良の生検結果を得るためには重要なことである。

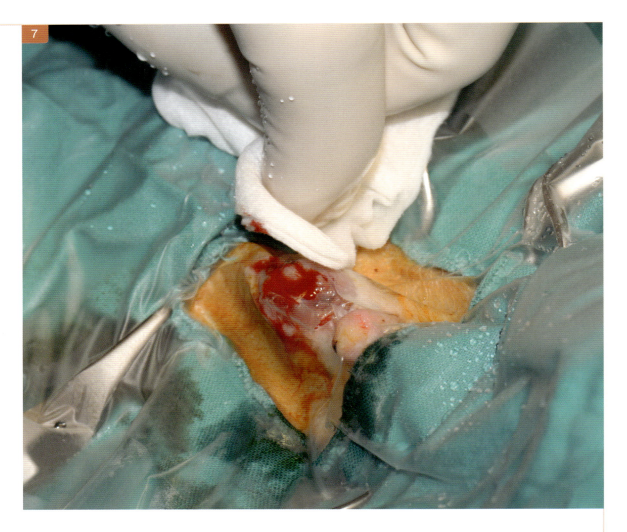

Figures 3-7. 切除生検の例。アフガン・ハウンドの雌の乳腺腫瘤の切除生検の方法を示す。典型的な乳腺全切除術の前にサンプルを採取している。手術野は腫瘤摘出の際に、播種を防ぐため布製とプラスチック製のドレープで被覆している。腫瘍摘出手術終了後、多量の生理食塩水で洗浄し、ドレープを外す

専門医のメモ

全乳腺の摘出を実施する前に、部分乳腺摘出と組織学的検査を実施することは有効である。これは、検査結果をその後の治療方針に反映できるからであり、より非侵襲的な外科処置を希望する飼い主に向いている。しかし、この方法は論議の的にもなっている。つまり、多発する乳腺腫瘤はそれぞれ悪性度が異なるため、部分乳腺摘出による組織検査の結果が、すべての乳腺腫瘤を代表するものではないからである。

孤在性腫瘤摘出後に腫瘍と確定診断がついた場合、最終的には可能な限りの乳腺を摘出することとなる。しかしながら、腫瘍の存在が除外された際には、品評会に出場する動物やブリーダーにとって価値が下がってしまう不必要な介入(根治手術)を避けることができる。

3

腫瘍外科の原則
Principles of surgical oncology

臨床腫瘍学総論
General aspects of clinical oncology

腫瘍外科の原則

安全マージン

腫瘍を切除する際には，完全切除を達成し，サテライト転移あるいは原発腫瘍の伸展を防ぐために，腫瘍の周囲に水平方向および垂直方向への距離を確保した安全マージンが必要である。マージンを決定する際は，以下を考慮すべきである。

- 解剖学的領域
- 術後の瘢痕化
- 腫瘍の生物学的挙動

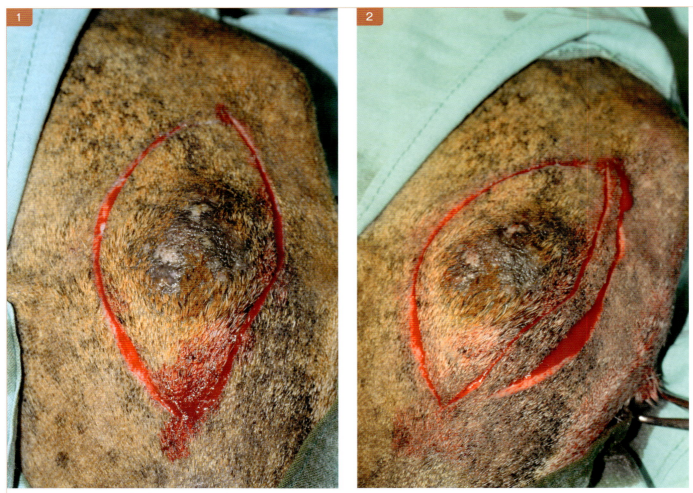

Figures 1-6. 図は肥満細胞腫の安全マージンを示す。マージンは当初非常に狭く描かれていたため，調整する必要があった

原則として，水平および垂直マージンは筋膜，靭帯，腱のような腫瘍の浸潤を妨げる解剖学的平面まで限定し，広げるべきである。

安全マージンを確保した外科的切除はすべての腫瘍において重要であるが，特に肥満細胞腫の場合にはきわめて重大である(Figs. 1-16)。

摘出された腫瘍は外科検体として扱い，代表的な部位を病理分析に提出する。

もし従来の外科的手法によって腫瘍にアクセスできない場合は，外側から穿刺することでサンプルを得ることができる。それが皮下もしくは腫瘍が存在する腔の壁に近接して存在する場合には，疑わしい組織に直接穿刺することが可能である。しかしながら，疑わしき腫瘍が深部に存在する，もしくは穿刺を実施する間に重要な構造物に接触する危険性がある場合には，超音波ガイド下にて処置を行うことがある。

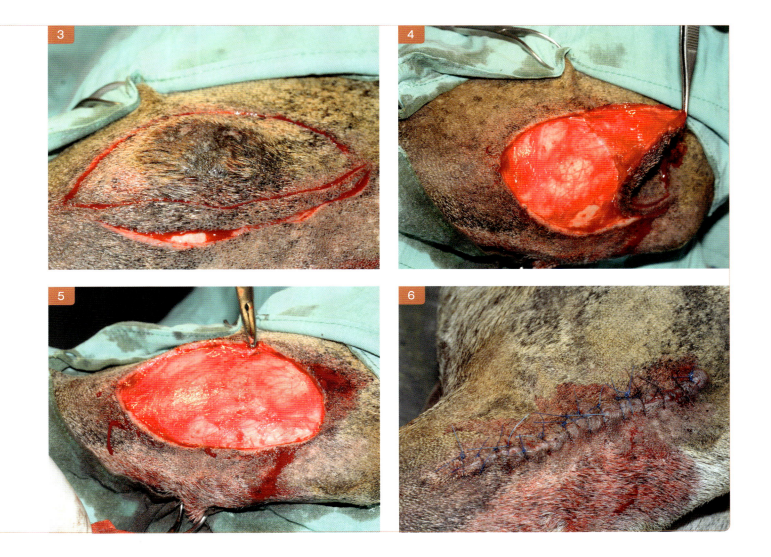

臨床腫瘍学総論
General aspects of clinical oncology

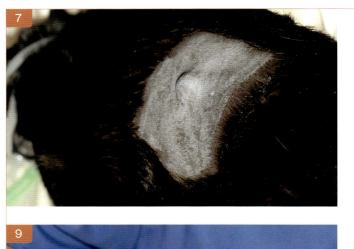
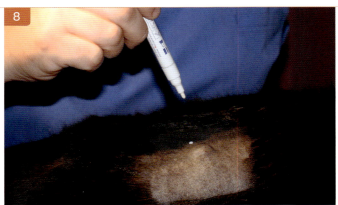
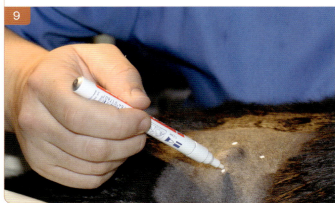
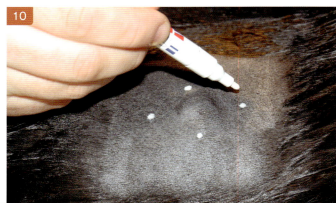

> **! 専門医のメモ**
>
> 切除マージンは腫瘍の種類に応じて異なることがある。例えばグレード1の肥満細胞腫では，外科的治癒を試みることが非常に重要である。

腫瘍の解剖学的位置や，できる限り低侵襲な治療をしてほしいという飼い主の要求をふまえて，過激でない控えめな手術と根治手術のどちらか，あるいは腫瘍の一塊切除（例えば，骨肉腫と診断された動物での断脚）の選択をしなくてはならない。これらの動物では，飼い主と獣医師の間で治療のための連携を結ぶことが不可欠である。そうすることで，関連のあるすべての情報が共有され，疾患の進行に伴って生じるであろう責任を関係者が連帯して担うことができる。獣医師として，我々は治療を薦めたり提案することはできるが，飼い主に同意を強いることはできない。

腫瘍外科の原則　3

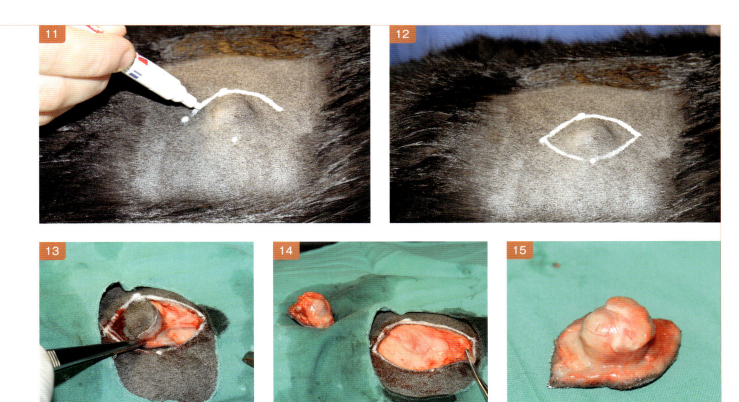

Figures 7-15. 腫瘍切除の際の安全マージン。肥満細胞腫

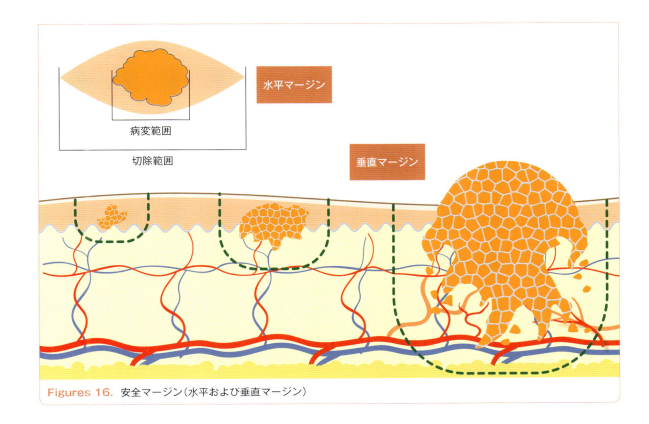

Figures 16. 安全マージン（水平および垂直マージン）

臨床腫瘍学総論
General aspects of clinical oncology

腫瘍の外科的処置

　腫瘍が再発すると2回目の手術を余儀なくされるため，最初の手術は可能な限り完全切除を目指すべきであり，より広範囲にわたる組織の切除が必要である。以下の内容は外科と臨床の両方において，その動物にふさわしく，実践的で効率的であり，飼い主にとっても経済的な外科的アプローチを可能にするプロトコルを決める助けになるだろう。

事前の計画
　あらかじめ外科手術の計画を立て，可能であれば細胞学的データとともに病歴を見直すことは非常に重要である。そうすることで，少なくとも主要な細胞型の徴候を知ることができる。間葉系腫瘍に比べると上皮性腫瘍は細胞の剥離がより容易であることを心に留めておくべきである(Foale and Demetriou, 2011)。

　多くの腫瘍(例えば骨肉腫)では，外科的介入(骨肉腫の場合は断脚)の前に化学療法を行うことが有益であるため，この時点で腫瘍の予後について専門医に相談することは必要不可欠である。

適切な取り扱い
　腫瘍を扱う際には，腫瘍細胞を播種させる可能性について知っておくことが重要である。このために以下の方法が推奨される。
- 広めのマージンを確保するよう努める。腫瘍のみを摘出することはできる限り避けるべきである。もし不確かであるならば，腫瘍に2 cmの水平マージンと，安全を確保する最初の解剖学的障壁(腱膜，筋膜など)の位置までの垂直マージンをつけて，正常組織を含めて切除する。
- 腫瘍の浸潤が疑われる組織は器具(アリス鉗子あるいは類似の器具が最も適している)を用いて扱い，いったん腫瘍が完全に切除されたなら，使用した剪刀や鉗子を含むすべての器具を排除する。
- 腫瘍および関連するすべての組織はガーゼを用いて隔離し，腫瘍が切除もしくは採材されたら取り除く(Figs. 17-20)。
- 動物が麻酔にかかっている間に，腫瘍の進行に関連した別の手技を行う場合(例えば卵巣子宮摘出術や雄の去勢)には，これを最初に実施すべきであり，腫瘍手術は最後まで残しておく。
- 手袋は腫瘍切除後，術創の閉鎖前に取り換えるべきである。
- 手術が上述の通りに行われた場合，腫瘍細胞の播種を避けるあるいは減らす追加の方法として生理食塩水での洗浄が役立つ。しかしながら，腫瘍が外科腫瘍学の原則に従って切除されなかった場合には，実際のところ洗浄は腫瘍細胞の播種をさらに促進することになる。

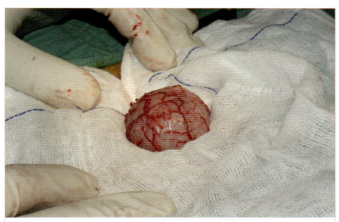

Figure 17. 術野を隔離することは，腫瘍細胞の播種の危険性を減らすのに役立つ

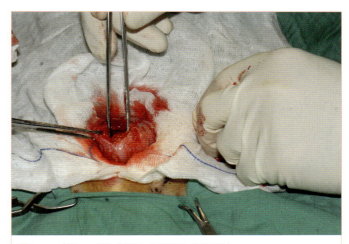

Figure 18. 二重に隔離した術野からの採材

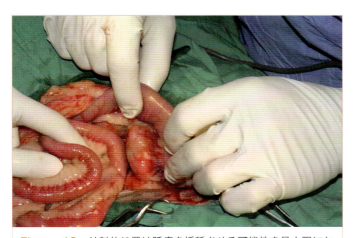

Figure 19. 外科的処置は腫瘍を播種させる可能性を最小限にとどめるよう，注意深く行う

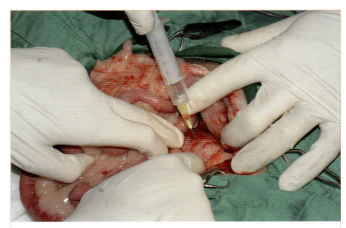

Figure 20. 罹患部位の穿刺であっても，腫瘍を播種させる可能性を最小限にとどめる状況にて実施すべきである

抗生物質の使用

　原則として，抗生物質の使用は基本的な外科手術の原則，すなわち無菌状態，手術手技，そして手術室の決まりを遵守するうえで決して省略すべきではない。

　担がん動物は高齢であることが多く，免疫力が低下し，悪性腫瘍による食欲不振—悪液質症候群のためにタンパク異化作用が亢進してタンパク合成が低下する結果，栄養バランスが悪い（Gaschen and Teske, 2007）。そのことを前提とすると，生体自身の防御機構の助けが必要となる静菌性抗生物質よりも，殺菌性抗生物質の使用が強く推奨される（Fig. 21）。

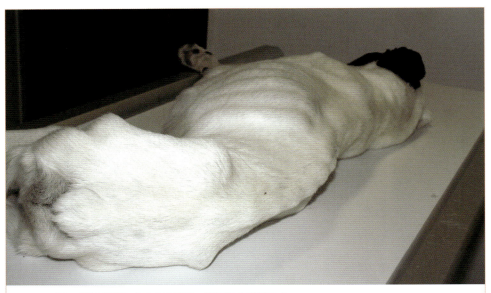

Figure 21. 悪性腫瘍による食欲不振—悪液質症候群の犬

カロリーおよび電解質要求量の概算

　悪性腫瘍による食欲不振—悪液質症候群や，とりわけ外科的侵襲のため，術前および術後の計画には食餌の摂取と輸液を必ず組み込まなければならない。

　一般に，栄養補給は以下の方法で行われる。
- 経鼻胃チューブあるいは経鼻食道チューブ：これらは3～14日間栄養を補給するための効果的で簡単な手段である。この方法は安価であり，特別な設備や全身麻酔を必要としない。チューブが正しく挿入されているかどうかはX線画像で確認すべきである。消化管閉塞あるいは上部気道閉塞，嘔吐，肺炎，顔面外傷，食道疾患が認められる動物に対しては禁忌である。意識状態が低下した動物では誤嚥の危険性がある。鼻出血，不快感，副鼻腔炎，嘔吐，逆流，食道炎やチューブのずれが起こる可能性があること，流動食を必要とすることなどが欠点である。入院が必要な場合もそうでない場合もある。

- **食道瘻チューブ**：この方法は意識状態がしっかりしているものの嚥下が困難な動物に適している(Figs. 22, 23)。動物の消化管機能は正常でなければならない。このシステムは中長期の使用を意図しており，チューブの設置には最小限の設備と全身麻酔が必要である。この方法では，誤嚥性肺炎，嘔吐，逆流が起こったり，チューブがずれる危険性がある。ほかにも，気道あるいは消化管の変化やチューブ設置の不備といった合併症が発生することがある。
- **胃瘻チューブ**：食道瘻チューブと同様，中長期の栄養サポートを必要とする動物に適応となる。通常，病気で食欲不振の動物に良好な耐用性を示す。盲目的挿入や内視鏡下でのアプローチなど，様々な挿入テクニックがある。持続性の嘔吐を呈する動物や，消化管閉塞がある動物には禁忌となる。合併症には逆流や誤嚥がある。設置したチューブは，とりわけ治癒遅延の動物においては，7日以内に除去すべきではない。チューブの設置には全身麻酔が必須である。設置したチューブは蜂窩織炎や腹膜炎のような局所的な合併症を起こすことがある。この方法は在宅症例にとって最良の方法である。
- **経皮空腸瘻チューブ**：この方法は通常，経口摂取ができない動物や前述の方法が適応できない動物で，外科手術時に設置される。膵臓疾患を含む上部消化管疾患の動物が対象となる。経皮空腸瘻チューブは中長期の栄養サポートが可能であり，10日以内に除去すべきではない。欠点は特殊な外科手術を必要とすることであり，その処置にも合併症を伴う。チューブの閉塞を避けるために，流動食でなくてはならない。

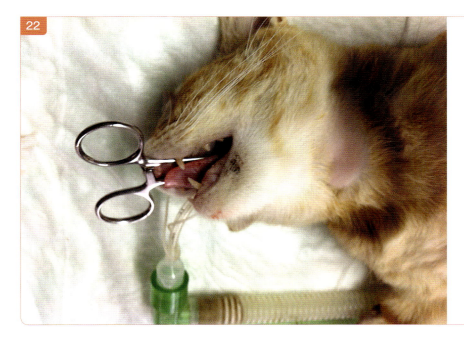

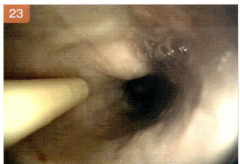

Figure 22. 鉗子による食道瘻チューブの経口挿入。頚部の剃毛領域に隆起が認められることに注目

Figure 23. 設置した食道瘻チューブの内視鏡による検証

臨床腫瘍学総論
General aspects of clinical oncology

経鼻胃チューブ

担がん動物に経鼻胃チューブを利用して給餌するという決定が，治療の成否を左右することがある。負のエネルギー収支を避けることはきわめて重要である。Figs. 24-32 にこの簡単な手技を要約しているが，動物が術前の鎮静状態におかれている間に速やかに実施することが可能である。チューブの位置はX線画像により確認できる。下部食道括約筋の炎症や機能不全を起こさないよう，チューブの先端が胃の中に入らず，食道の遠位1/3の位置に置かれていることが重要である（Chan, 2012）。

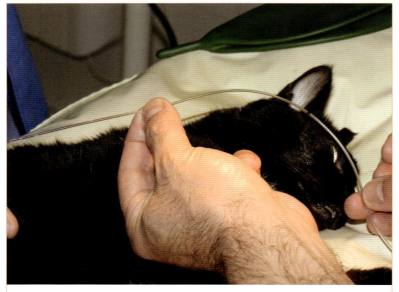

Figure 24. チューブの採寸。長さの基準は鼻の先から第9肋間，もしくは第10肋骨まで

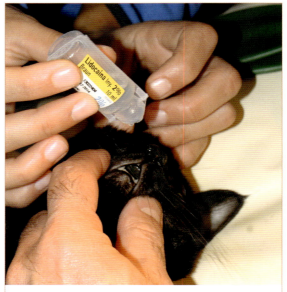

Figure 25. 鼻孔に局所麻酔薬を投与する

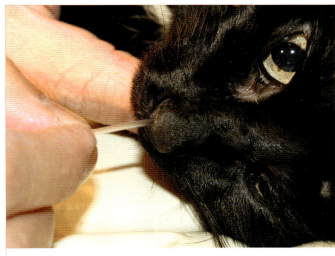

Figure 26. チューブの挿入

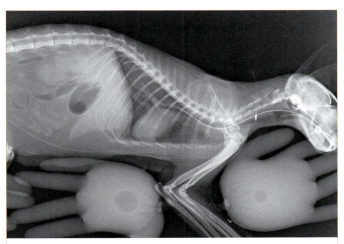

Figure 27. X線画像にてチューブの先端が食道の入り口にあることが確認できる

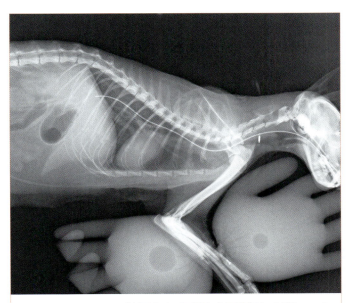

Figure 28. チューブが胃内まで到達した不適切なポジショニング。数cm引き戻す必要がある

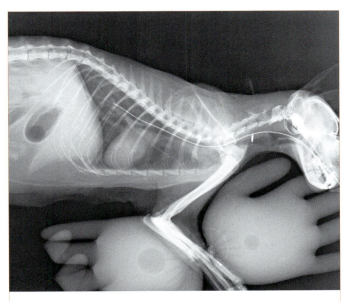

Figure 29. 食道の遠位1/3に適切に設置されたチューブ

臨床腫瘍学総論
General aspects of clinical oncology

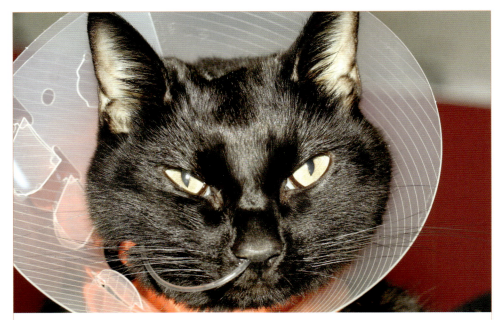

Figure 30. チューブを縫合糸で固定し，症例に合ったエリザベスカラーを装着するべきである

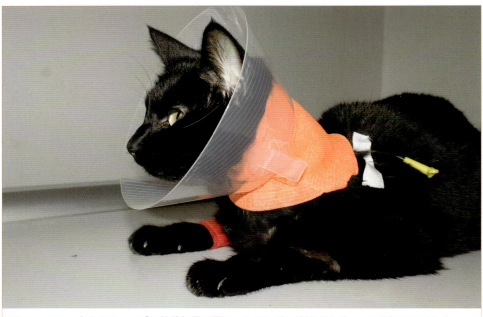

Figure 31. 余分のチューブは粘着包帯で覆い，シリンジと接続するポートは遊離させておく

1日のエネルギー必要量を計算し，給餌に必要な器具（プローブ，チューブ，適切な径の静脈内カテーテルなど）を術中に留置すべきである。いったん悪性腫瘍による食欲不振―悪液質症候群に陥った動物を正常に戻すよりは，これを避ける方がずっと容易である（Ogilvie and Marks, 2000）。

> ### 1日のカロリー必要量の計算
>
> 犬：[30×体重(kg)＋70]×疾患係数*
>
> ＊疾患係数：(1.2〜1.7)
> 　最もよく用いられる値は1.4である
>
> 猫：50×体重(kg)

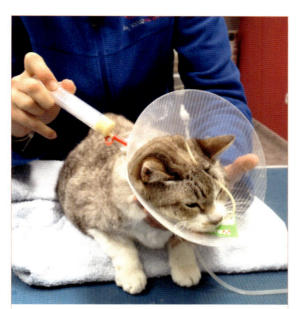

Figure 32. チューブの最終目的は，動物が自由摂食できるようになるまでの間，食餌を与えることである

高乳酸塩血症，高インスリン血症，アミノ酸変化は動物の初期ステージにおいてはわずかではあるが，最も一般的な代謝性変化である。

担がん動物にとって特に重要な役割を果たす栄養素がある。
- **脂質**：悪性腫瘍性疾患の動物において，1日のエネルギー必要量の大半は脂質によって賄われている。脂質は腫瘍細胞によって容易には代謝されず，悪性腫瘍による食欲不振―悪液質症候群を改善する助けになることがある。
- **アルギニン**：担がん動物の食餌に含まれるアルギニンは，免疫システムを強化する。
- **炭水化物**：炭水化物に富む食餌は乳酸産生を増進することがある。乳酸は，炭水化物をグルコース源として好む腫瘍細胞によって誘導される嫌気性解糖によって産生される。担がん動物の食餌を計画する際には，カロリー源の最大40％を炭水化物，30％をタンパク質とすることが推奨される（Ogilvie and Marks, 2000）。大部分の市販食はこれらの基準を満たしていないため，このバランスを実現するためには療法食を与えなければならない。担がん動物の食餌は炭水化物ではなく主に脂質を栄養源とするよう考慮すべきである。

器官別の腫瘍の種類
Cancer types by system

4

雌雄生殖器の腫瘍
Tumours of the reproductive system in males and females

器官別の腫瘍の種類
Cancer types by system

雌雄生殖器の腫瘍

　犬および猫において，生殖器系には雌雄に関係なく多くの悪性腫瘍が発生する。乳腺および精巣腫瘍は，腫瘍が専門ではない動物病院においても診療の多くの割合を占めている。これらは一般的な腫瘍であり通常は診断に対する努力を必要としないが，それはこれらの腫瘍が体表である程度見つけやすいことによるからであろう。これとはまったく対照的に，子宮，卵巣，あるいは前立腺を侵す腫瘍の診断は，これらの腫瘍が犬と猫において比較的まれであるとはいえ，複雑なものとなる。

乳腺腫瘍

　乳腺腫瘍は未避妊犬において最もよくみられる腫瘍である。単発もしくは多発性の結節として発生し，これらはいずれも容易に認識することができ(Fig. 1)，ホルモン分泌に強く依存している。

　雌犬における乳腺腫瘍発生の平均年齢は10歳であり，鼠径乳腺に最も多く発生する。いくつかの報告では，このことはこれらの乳腺が長期にわたって発達するからであると述べている(Figs. 2, 3)。

専門医のメモ

多くの研究が性周期のホルモン活性と乳腺腫瘍の発生を関連付けており，これはすべての雌犬の腫瘍の発生に対して，初回発情前の避妊手術により0.5％，初回と2回目の発情の間の避妊手術により8％，2回目以降の避妊手術により26％となることに示されている。

　飼い主に明確かつ曖昧でない情報を提供すること，およびこれらの統計と実際の腫瘍の予測できない生物学的挙動との潜在的な差異を強調することは，非常に重要である。

　早期の(そして時には性成熟前の)避妊手術の利点をよりよく説明するために，飼い主にはTable 1に示す発生率のような，腫瘍の発生を予防することを示した実例を提示すべきである。

雌雄生殖器の腫瘍 4

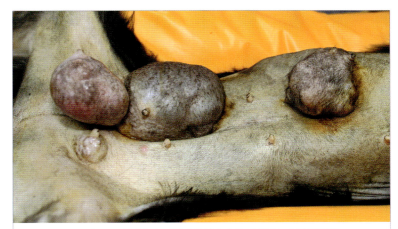

Figure 1. ひとつの乳腺および隣の乳腺を含めて多発した乳腺腫瘍

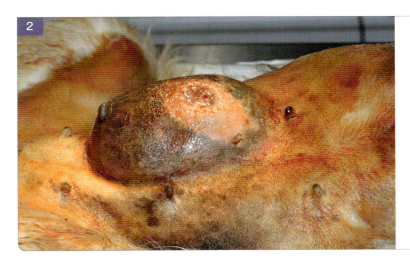

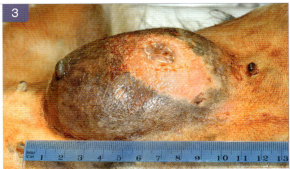

Figure 2. 第3乳腺を巻き込んだ第4乳腺の潰瘍化した腫瘍
Figure 3. 腫瘍の大きさを示した拡大像

Table 1. 年齢と関連した避妊手術による腫瘍の予防効果

	初回発情前	初回発情と2回目の発情の間	2回目発情以降
腫瘍発生のリスク	0.5%	8%	26%
予防率	99.5%	92%	74%

　乳腺腫瘍は動物病院において**早期に診断**すべきであり，特に未避妊の雌犬を飼育している飼い主には性周期後の検査方法を示すべきである。臨床獣医師として我々は，受診理由にかかわらず動物が来院するたびに乳腺を触診するべきである。これは容易かつ迅速で，非侵襲的な方法である。

早期診断は予後を改善して余命を延ばし，多くの動物において腫瘍の根治をもたらすことができる。

最後に，すべての乳腺腫瘍が悪性というわけではない（乳腺腫瘍の半分は良性である）こと，ならびに早期診断後の外科手術は治癒的であるという情報を飼い主に伝え，腫瘍の増大を疑う動物における診断と治療の関係を明らかにすることが重要である。不十分な説明は飼い主を不安にさせ，早期で不当な安楽死をもたらしてしまうが，このことにより我々は乳腺腫瘍の治療に対して適切な手順を踏み，迅速かつ効率的に行動することができる。

組織学的分類

Table 2 は腫瘍を鑑別するための組織学的な特徴の概要である。

Table 2. 組織学的分類

腫瘍の分類	腫瘍のタイプ	組織学的特徴
悪性腫瘍	癌腫	上皮内癌：腫瘍細胞が基底膜を越えない
		複合癌：上皮および筋上皮細胞に波及する
		単純癌：単一の細胞から構成される（管状乳頭状，充実性，退形成性）
		癌腫の特殊型： ● 扁平上皮の分化領域を伴った上皮細胞 ● 粘液癌 ● 脂質産生癌
	肉腫	肉腫，線維肉腫，骨肉腫
		癌肉腫：癌腫および肉腫の形態が混在
		良性腫瘍内の癌腫あるいは肉腫
良性腫瘍	腺腫：単純腺腫，複合腺腫，基底細胞様腺腫	
	線維腺腫：細胞密度の低いもしくは高い線維腺腫	
	良性混合腫瘍：上皮性および（軟骨，骨もしくは脂肪を産生する）間葉系細胞	
過形成と異形成	乳管／小葉性：過形成性変化を伴った良性上皮性増殖	
	乳管拡張：乳管系の拡張	
	線維性硬化症：限局性線維症	
	雌性化乳房：間質および乳管の過形成。セルトリ細胞腫によって引き起こされる雌性化と関連	

予後因子

乳腺腫瘍の重症度と予後はいくつかの要因に依存する。

- **腫瘍の大きさ**：統計学的に，診断時の腫瘍が直径3 cm未満ではこの大きさを越えるものよりも予後がよい。
- **組織型**：最も一般的に診断される腫瘍は上皮性（癌腫）であり（Figs. 4-9），様々なサブタイプが存在する。診療において最も重要なものは非浸潤癌，単純癌および複合癌で，これらは管状乳頭状，充実性，退形成性に分けられる。
- **組織学的グレード**：組織学的に低グレードの腫瘍は予後がよく，また無病期間が長く転移のリスクが低い。

雌雄生殖器の腫瘍 4

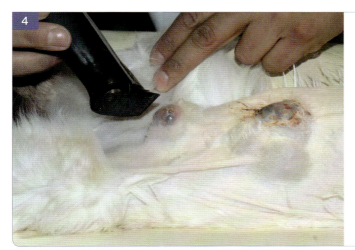

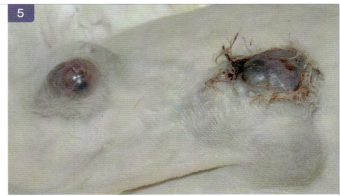

Figure 4. 猫の乳腺癌
Figure 5. Fig.4 の拡大像

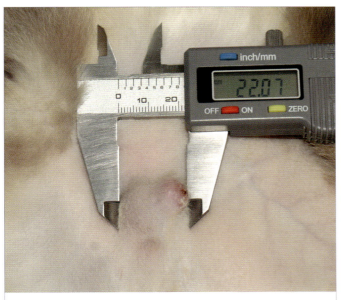

Figure 6. 猫の乳腺癌。治療前の計測

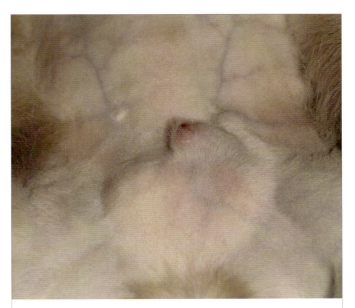

Figure 7. 猫の乳腺癌。鼠径乳腺

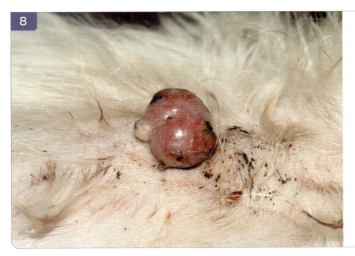

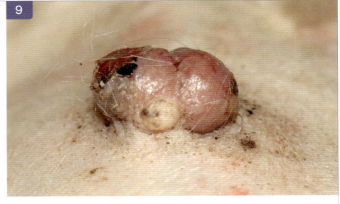

Figure 8. 潰瘍化した乳腺癌
Figure 9. Fig.8 の拡大像

器官別の腫瘍の種類
Cancer types by system

- **リンパ節への波及**：腫瘍細胞による領域リンパ節の集塊形成は，高い再発率および無病期間，予後の有意な短縮と関連する(Figs. 10-13)。
- **遠隔転移の有無**：時として免疫系と考えられる部位と同様に，肺，肝臓あるいは骨といった一般的な部位への遠隔転移の存在は，生存期間と密接に関連する予後因子である(Figs. 14-25)。

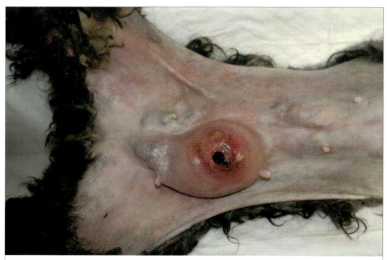

Figure 10. 浅鼠径リンパ節の腫大を伴い潰瘍化した乳腺腫瘍

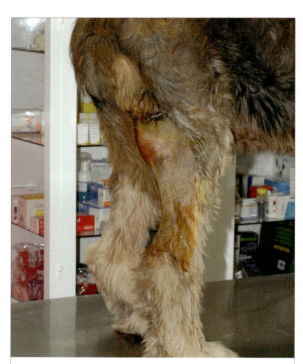

Figure 11. 領域リンパ節への波及：膝窩リンパ節転移

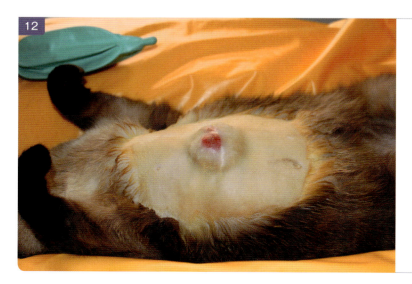

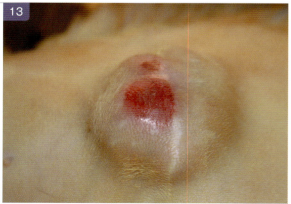

Figure 12. 猫乳腺腫瘍の再発
Figure 13. Fig.12 の拡大像。前回手術の切開線上に新たな腫瘍が認められる

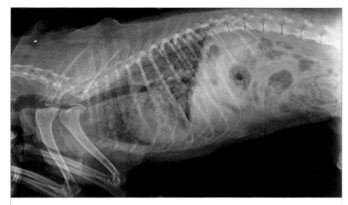
Figure 14. 広範囲な転移を示す胸部X線ラテラル像

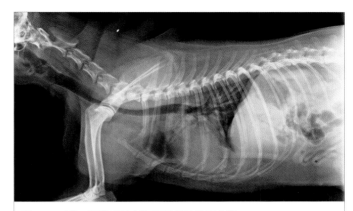
Figure 15. 転移を示す胸部X線ラテラル像

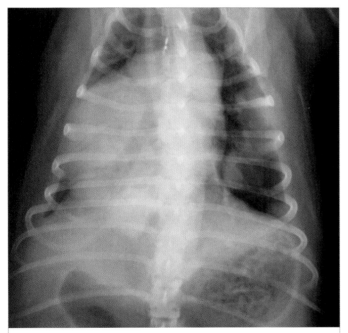
Figure 16. 転移を示す胸部X線VD像

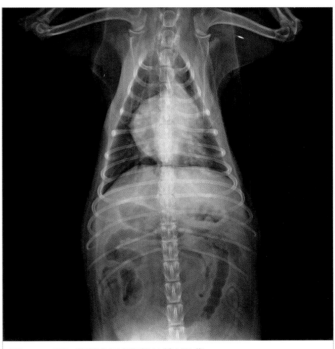
Figure 17. 転移を示す胸部X線VD像

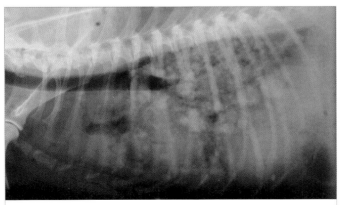
Figure 18. 多発した転移を示す胸部X線ラテラル像

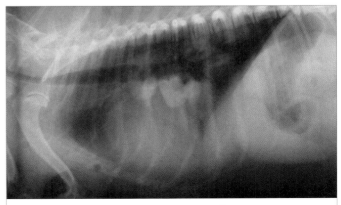
Figure 19. 転移を示す胸部X線ラテラル像

器官別の腫瘍の種類
Cancer types by system

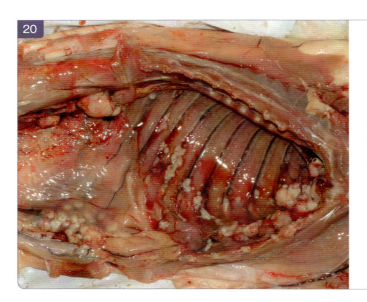
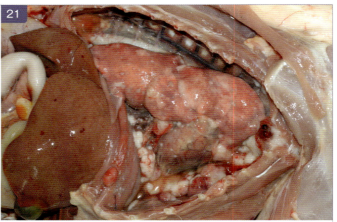

Figure 20. 胸腹部癌腫症の犬の剖検写真
Figure 21. 肺および周囲胸骨リンパ節への転移を示した剖検写真

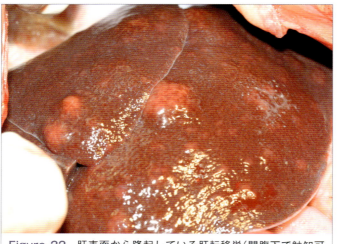

Figure 22. 肝表面から隆起している肝転移巣（開腹下で触知可能）

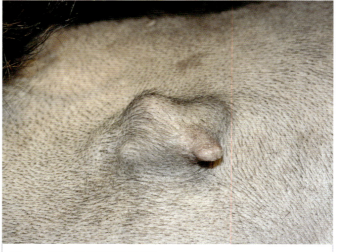

Figure 23. 乳腺腫瘍の骨化生

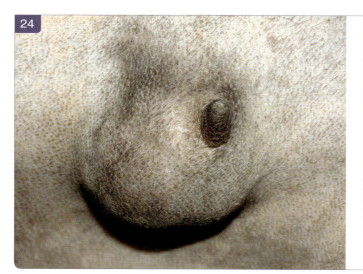
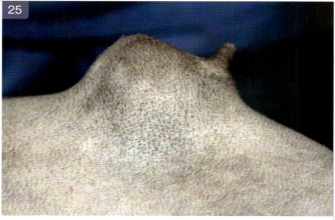

Figure 24. 骨への形質転換を伴った乳腺腫瘍：骨化生
Figure 25. Fig.24 の腫瘍の側面

猫の乳腺腫瘍

- 猫の乳腺腫瘍はすべての非リンパ系腫瘍の10％を占める。
- 発生年齢はおよそ10歳であり，シャムは特に好発するように思われる。
- 猫の乳腺腫瘍はプロジェステロン受容体の発現を増加させる。この理由はまだ不明であるが，タモキシフェンといった抗エストロゲン治療は通常効果を示さない。性周期をコントロールするために黄体ホルモンで処置された動物では，悪性乳腺腫瘍の発生がかなり増加している可能性がある。
- 猫の乳腺腫瘍のおよそ85％は悪性である。50％前後の猫において，乳腺腫瘍が異なる部位の乳腺に多発する。遠隔転移と同様にリンパ節への浸潤は早期に起こる。これらは雌猫と雌犬における乳腺腫瘍の重要な相違点として強調されるべきである。
- 腫瘍の急速な拡がりのため，しばしば根治的な外科治療（片側もしくは両側乳腺全切除術）が必要となる。外科手術は良好な局所コントロールを可能にする一方で，生存期間は改善させないかもしれない。そのような場合，リンパ節への転移が急速なため，リンパ節の切除が一般的に考慮される。
- 術後補助化学療法は生存期間の延長のために考慮されるべきである。ドキソルビシンもしくはミトキサントロン＋シクロホスファミドを用いた治療は生存期間を延長させることができる。これらのプロトコルは術前から開始するべきである。
- 腫瘍が直径3cm以上の猫の生存期間は，最大でも6カ月程度である。

治療
外科手術

外科手術は乳腺腫瘍の診断および治療の両方において基本となる。手術に付随した治療は術後補助化学療法として知られているように，動物と人の双方において，がんを終末期のない長期生存を可能とさせる慢性疾患へと変える，最も期待できる治療オプションである。

議論の争点，研究のポイントは切除範囲（積極性）であり，腫瘤切除術，領域乳腺切除術および乳腺全切除術に関する明確な利益については，今も論争が続いている。

余命（生存期間），無病期間もしくは再発までの期間に関していえば，領域乳腺切除術と乳腺全切除術の間に有意差は認められていない。そのため，動物に明らかな利益がない時には，動物の生活を損なわずに腫瘍を摘出し，また新たな腫瘍の発生を予防するような術式を選択するべきである。

器官別の腫瘍の種類
Cancer types by system

　個々の乳腺腫瘍を切除するための片側乳腺全切除術の実施には，局所の腫瘍切除術と比べ予後を延長させるという利点は示されなかった（Foale and Demetriou, 2011）。Foaleらは，腫瘍の大きさおよび周囲組織と関連した結節の挙動予測に基づいて，外科手術のガイドラインを確立した。

- **腫瘍摘出術**：周囲の構造物に固着していない1cm未満の硬い結節に対して行う。もし組織学的に悪性と確定した場合は，拡大切除を行う。
- **単一乳腺切除術**：周囲組織との固着が疑わしく，乳腺の中心に位置する1cm以上の結節に対して行う。この場合，皮膚，乳腺および皮下組織を含め，2cm以上のマージンを確保して切除すべきである（Figs. 26-29）。
- **領域乳腺切除術**：常にリンパ管浸潤を疑う直径1cm以上の単一の結節に対して行う。可能な限りのリンパ排液路を含む。
- **乳腺全切除術**：乳腺全域を含む複数の腫瘍に対して行う。

　臨床的に正常な乳腺に対する予防的な乳腺切除術の実施を支持するためには，多くの研究が必要である。

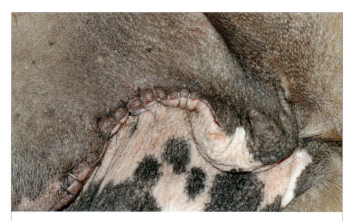

Figure 26. 肥厚した乳腺の単一乳腺切除術：術創

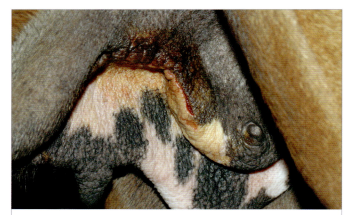

Figure 27. 単一乳腺切除術。正常な乳腺組織の肥厚によって生じたかなりの欠損

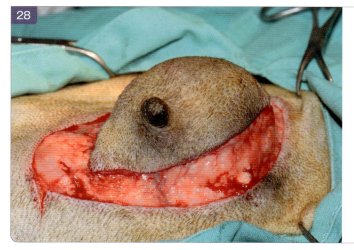

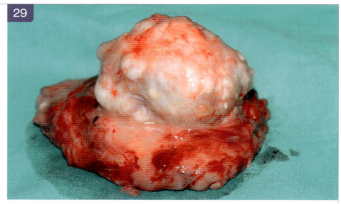

Figure 28. 乳頭を含んだ単一乳腺切除術
Figure 29. 摘出した腫瘍

センチネルリンパ節

興味深く，かつ議論の余地のある論点として，リンパ節の予防的な摘出が挙げられる。大きさもしくは細胞診により転移が疑わしいリンパ節は切除すべきであるとする一方で，腫瘍の証拠がない場合には，（センチネル）リンパ節が腫瘍拡大のバリアとして機能するため温存すべきであるとの見解もある。腫大したリンパ節は必ずしも腫瘍が転移しているわけではないため，細胞診を行うことが重要である。

術後補助化学療法

以下の通り様々な治療アプローチがある。

- **化学療法**：動物の健康に対する影響を最小限にするような薬剤を用いた化学療法は，乳腺腫瘍や転移のある動物の生存期間を延長させることができる。これらのプロトコルのひとつとして，経口薬と静注薬の併用がある：シクロホスファミド（100 mg／㎡）と 5-フルオロウラシル（150 mg／㎡）。
- **抗エストロゲン製剤**：タモキシフェンは人医療では広く用いられているが，獣医療ではエストロゲン依存性の副作用のため適応とならない。
- **COX-2 阻害剤**：ピロキシカムやフィロコキシブなどがあり，これらの薬剤の使用は乳腺腫瘍における COX-2 発現の増加に基づいている。
- **その他**：いくつかの研究では，デスモプレシンが有意に抗転移薬として効力があることを示唆している。

専門医のメモ

非ステロイド性抗炎症薬であるCOX-2阻害剤は，炎症性乳癌（Figs. 30-32）の緩和治療に有用である。外科手術は炎症性乳癌の治療の選択肢とはならず，代替治療として薬物療法が唯一の緩和治療となる。

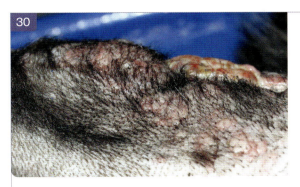
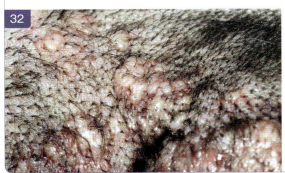
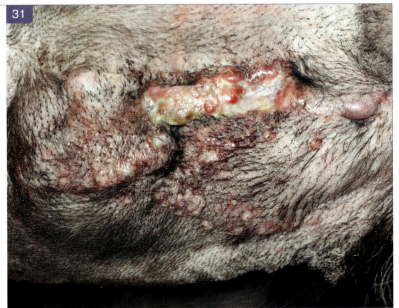

Figures 30, 31. 雌犬における炎症性乳癌
Figure 32. 炎症性乳癌の拡大像

器官別の腫瘍の種類
Cancer types by system

精巣腫瘍

　犬における精巣腫瘍は，家畜や人よりも一般的である。精巣腫瘍の発生は，猫ではまれであり，犬で多くみられる。

　性成熟前もしくは性成熟期前後に去勢手術を実施する習慣が猫における精巣腫瘍の発生率を低くしているかもしれないが，この仮説を裏付けるためにはより大規模な研究が必要である(De Gier；Van Sluijs, 2013)。

　あらゆる疾患に対する診断の手順としては，徹底的な身体検査からはじめるべきであるが，雄性生殖器の腫瘍を検出するためには，腫瘍を疑う所見がなくても，例えばワクチン接種の来院時における検査と**触診**が診断の決め手となり，これは雌における乳腺に対する注意深く念入りな触診と同様である。精巣が左右不対称になっていることは最初に注意すべきサインである(Fig. 33)。

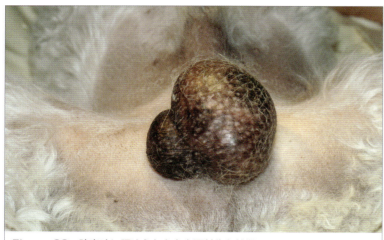

Figure 33. 診察時に認められた左右不対称な精巣

　犬の精巣腫瘍は，皮膚腫瘍に次いで2番目に多くみられる腫瘍である。犬のこの腫瘍は，人と比較して発生率が高く悪性になる傾向が強い。また犬の寿命が短いことからも，犬は精巣腫瘍の研究における最適なモデルとなっている。

　悪性腫瘍に関連した経過の多くの場合，早期診断がしばしば腫瘍のその後の進行の大部分を決定する。診療でのあらゆる指標(ほとんどが腫瘍随伴症候群に関連する)の存在と発生頻度を見極めることが，この目的の達成を助けてくれる。

　このような場合には，報告されている臨床徴候のほとんどが精巣腫瘍に起因したエストロゲン濃度の上昇と関連している。

4 雌雄生殖器の腫瘍

　細胞学的および組織学的な観点から，犬の精巣腫瘍はWHO分類に基づいて以下のように分類される。

- 間細胞腫もしくはライディッヒ細胞腫（Figs. 34, 35）
- 胚細胞腫瘍，精上皮腫（セミノーマ），奇形腫，胎子性癌（Figs. 36-38）
- セルトリ細胞腫（Figs. 39-42）
- 上記腫瘍の組み合わせを含めた混合腫瘍

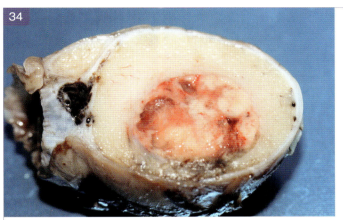

Figures 34, 35. ライディッヒ細胞腫

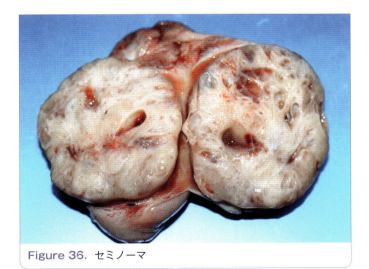

Figure 36. セミノーマ

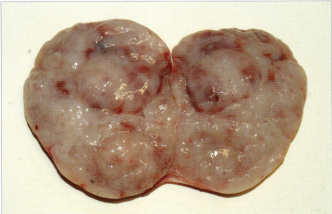

Figure 37. セミノーマの割面。腫瘍により組織構造が消失していることに注目

器官別の腫瘍の種類
Cancer types by system

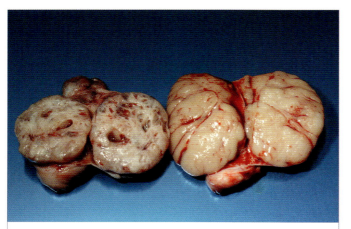

Figure 38. 腫瘍化した精巣（左）と対側の正常な精巣（右）との比較

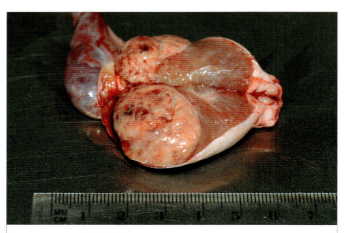

Figure 39. 精巣実質内で膨隆した，塊を形成したセルトリ細胞腫

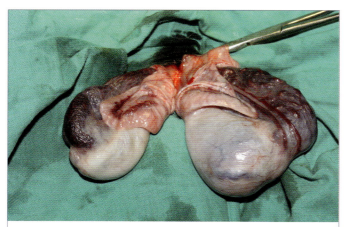

Figure 40. セルトリ細胞腫によって引き起こされる，エストロゲンの作用による左右非対称な精巣

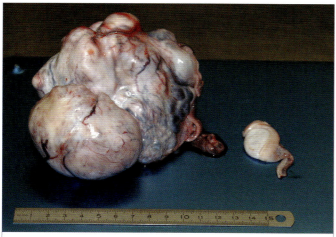

Figure 41. セルトリ細胞腫

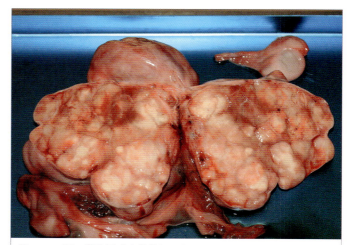

Figure 42. 嚢胞形成を特徴としたセルトリ細胞腫の割面

腫瘍の特徴
肉眼所見
犬の主な3種類の精巣腫瘍についての簡単な特徴は，以下の通りである。

- ライディッヒ細胞腫：被包化した腫瘍。この腫瘍の転移はきわめてまれである。通常は下に記す他の2種類の腫瘍よりも小さく，それらと同程度までの精巣腫大は起こさない。
- セミノーマ：被包化せず均一で，転移はまれである。陰嚢内と潜在精巣の両方において精巣腫大を起こす。
- セルトリ細胞腫：表面が囊胞状でエストロゲン様ホルモン活性(雌性化，対側の精巣萎縮，血液学的な悪液質を引き起こす)を伴った，分葉状の腫瘍。

精巣腫瘍の発生頻度，部位，年齢，および形態を Table 3 にまとめた。

ほとんどの精巣腫瘍が明確な由来をもった細胞から発生する一方で，前述の腫瘍の組み合わせを含めた混合腫瘍も発生しうる。さらに，シュワノーマ，精巣網の粘液性腺癌，腟壁由来の平滑筋腫，および性腺芽細胞腫といった他の腫瘍も発生しうるが，これらの発生率は Table 3 に挙げた腫瘍と比べると非常に低い。

Table 3. 3種類の精巣腫瘍の比較

	ライディッヒ細胞腫	セミノーマ	セルトリ細胞腫
頻度(腫瘍数 1,971)	38.1%(751)	35%(690)	26.9%(530)
部位	100%陰嚢	70%陰嚢	60%陰嚢
転移率	きわめてまれ	まれ	10〜20%
発生年齢	11.2歳	10歳	9.7歳
エストロゲン	まれ	まれ	大多数で認められる
形態	被包化	均一で被包化されない	囊胞状，分葉状で被包化されない

出典：
- Schaer, M. *Clinical Medicine of the Dog and Cat*. Ed. Masson, 2006.
- Scott, D.W., Miller, W.H., Griffin, C.E. Study of 1,971 tumours. Eds. Muller and Kirk, Intermédica, 2002.

器官別の腫瘍の種類
Cancer types by system

転移率

　精巣腫瘍における遠隔転移の可能性は比較的低く，最大でも20％である。

　セルトリ細胞腫で1～10％，セミノーマで3％，ライディッヒ細胞腫で2～3％の割合で転移を起こすとの報告もある。

> **専門医のメモ**
>
> これらの一般的な統計値によって，我々は予後を見誤るべきではない。むしろ動物の臨床像の組織学的特徴を注意深く評価し，転移の有無について正確な評価を行うべきである。

　もし転移が起こるとすれば，通常は腸骨，鼠径，もしくは腰下リンパ節へと転移する(Fig. 43)。

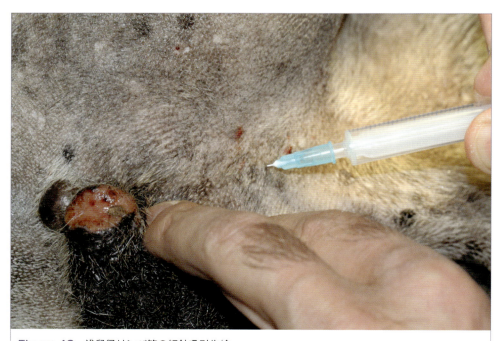

Figure 43. 浅鼠径リンパ節の細針吸引生検

雌雄生殖器の腫瘍

精巣腫瘍に対する有用な情報

- 皮膚腫瘍に次いで**犬では2番目に発生が多い腫瘍**である。
- 潜在精巣では**13.6倍**悪性転化が起こりやすい。
- これらの腫瘍は**猫では非常にまれ**であり，これはおそらく去勢手術が習慣化していることによる。
- 陰嚢内では3種類の腫瘍の発生率は同等であるが，腹腔内においてはセルトリ細胞腫がより一般的である。
- 精巣腫瘍は**触診ではほとんど痛みを示さない**。
- 永続的な骨髄毒性により不可逆的で重篤な血小板減少と貧血が生じうる。このことは手術の選択肢と予後について検討する際に考慮されるべきである。

好発犬種

ボクサー，チワワ，ポメラニアン，シュナウザー，プードル，ヨークシャー・テリア，シベリアン・ハスキー，シェットランド・シープドッグといった犬種において発生率が高く，雑種犬では発生率が低いといわれている。

好発犬種は単に傾向にすぎず，左右非対称，硬さの変化，雌性化徴候などは，犬種にかかわらず精巣腫瘍の存在を示している。

危険因子

潜在精巣と年齢がおそらく最も重要な危険因子である。潜在精巣の予防のためには近親交配を避けることに努めなければならない。環境汚染，地下水汚染，食物連鎖における重金属など，発がん性環境因子も考慮されるべきである。

器官別の腫瘍の種類
Cancer types by system

高エストロゲン血症に関連した腫瘍随伴症候群

多くの悪性腫瘍に先立つ腫瘍随伴症候群についての知識は，腫瘍を早期診断するために必須である。

雄犬における高エストロゲン血症とその結果現れる症状は，関連する他の症状と同様，早期に現れる臨床徴候の明確な例である。すなわち，複雑で相補的な方法よりもシンプルなアルゴリズムを用いれば，困惑した病態の診断を早めることができる。

エストロゲン分泌の持続的な増加は犬において骨髄毒性（血小板減少，貧血）を引き起こす。非再生性貧血は報告ではまれな合併症と考えられているが，これは時として末期的状態である。

性ホルモンの病的な産生は副腎皮質機能亢進症の動物において起こりうるが，精巣腫瘍は犬における高エストロゲン血症の最も一般的な原因である。

精巣腫瘍，特にセルトリ細胞腫において，テストステロンの芳香族化が障害されることにより大量のエストロゲンが産生される。これにより高エストロゲン血症に関連した腫瘍随伴症候群がもたらされ，以下に示すような臨床徴候に特徴付けられる全身の雌性化徴候（Figs. 44-48）が起きる。

- 脱毛
- 色素沈着
- 乳腺の発達
- 包皮の下垂
- 陰嚢の弛緩
- 骨髄抑制，血液学的な悪液質，出血素因，貧血
- 対側精巣と比較した際の明らかな精巣萎縮（Figs. 49-51）
- 精子形成の抑制：精子減少症／無精子症
- 扁平上皮化生に関連した前立腺肥大

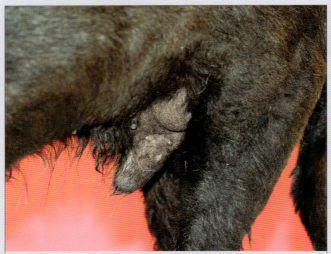

Figure 44. 雄犬のエストロゲンによる雌性化：包皮下垂と乳腺の発達

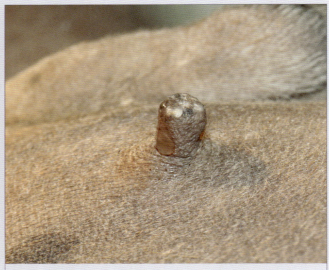

Figure 45. エストロゲンによる雌性化：乳腺の発達

雌雄生殖器の腫瘍 4

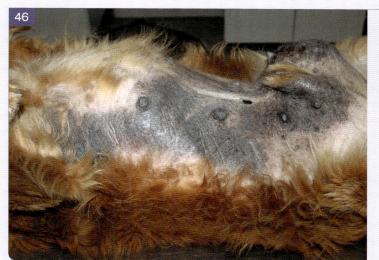

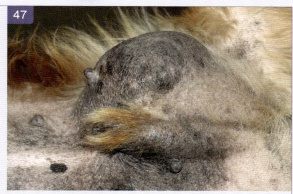

Figure 46. 精巣腫瘍に関連した皮膚障害：エストロゲン関連性の色素沈着を伴った過角化症
Figure 47. Fig.46 の拡大像

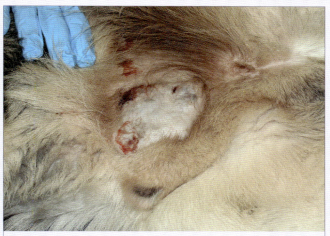

Figure 48. 雄犬における乳腺腫瘍

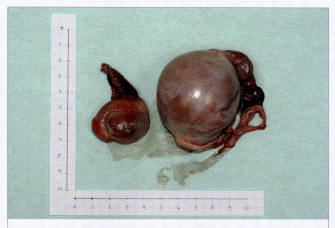

Figure 49. 腫瘍によって生じた萎縮による精巣の左右非対称

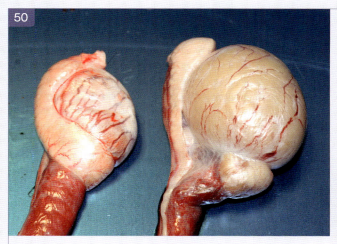

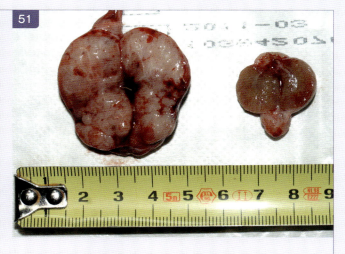

Figures 50, 51. 左右非対称な精巣

器官別の腫瘍の種類
Cancer types by system

診断
臨床所見と既往歴

　精巣腫瘍が陰嚢内に存在する場合，診断は通常容易であり，高齢，精巣腫大，ホルモンに由来する脱毛，排尿障害，および雌性化徴候といった一般的な特徴や臨床所見も診断の手助けとなる。

　片側もしくは両側の潜在精巣の場合や，精巣の形態や大きさに変化がみられない場合に診断は難しくなる。

　こういった場合には常に腫瘍性変化を疑い，鑑別診断のなかに加えておくべきである。そして鑑別のための検査を行い，この可能性について確定もしくは除外しなければならない。

　カルテには常に動物の日常行動（癖，食餌，排便，排尿回数など）について総合的に記載しておくべきである。貧血や感染（白血球減少）に関連しているかもしれない倦怠感，雄犬への接近（エストロゲン），毛色や毛質の変化などには特に注意を払うべきである。

　動物によっては正中線（包皮の腹側ライン）に沿って線状の紅斑を形成し，これは**線皮膚症**（linear dermatosis）とも呼ばれている（Figs. 52-54）。

　最後に，腹部触診や超音波検査などの補助的な方法によって，潜在精巣の悪性転化に一致する腹腔内腫瘍の存在が示されるべきである。

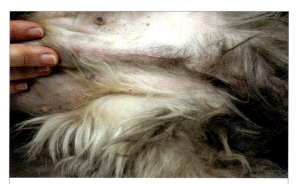

Figure 52. 線皮膚症（linear dermatosis）：精巣腫瘍に関連することがある

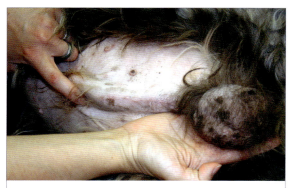

Figure 53. 線皮膚症（linear dermatosis）

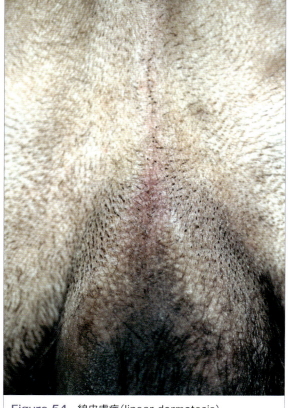

Figure 54. 線皮膚症（linear dermatosis）

包皮の細胞診

　エストロゲンの影響によって引き起こされる雌犬の腟上皮表面の変化と同様に，異常なホルモンの影響は雄犬における細胞の変化として獣医師に示してくれる。

　これらの変化が腫瘍を示唆する精巣の左右非対称や触診所見と関連していれば精巣腫瘍を疑い，さらに診断と治療のために去勢手術を実施すべきである。

包皮細胞診の実施方法

　この方法は，雌犬の発情周期を検査する際の腟細胞診と同様である。以下のステップに従う。

1. 包皮の開口部を洗浄する。
2. 包皮に生理食塩水を注入する。
3. 優しくマッサージして包皮の内側を洗浄する。
4. 余分な生理食塩水を除去する。
5. 細胞採取のため滅菌スワブを差し込み，包皮粘膜に接触させてスワブを回転させる。
6. スワブをスライド上で一方向に回転させ，押捺する。

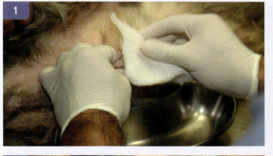
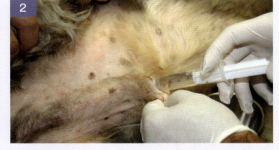
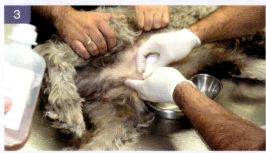
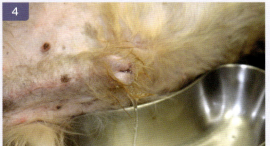
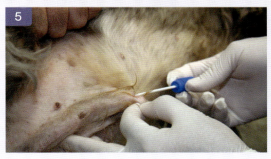
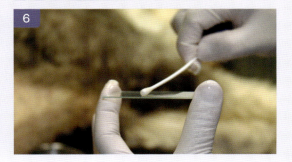

治療

　精巣腫瘍の治療は両側の去勢手術である。ただし特別な遺伝的価値のある動物においてはその限りではなく，片側の精巣摘出も考慮する。

片側精巣摘出後の繁殖能力の回復は，正常な精巣に対する腫瘍精巣からのエストロゲンの影響の消失により期待できるはずである。しかしこれは年齢，症状の慢性度，および萎縮の程度に大きく依存する。

専門医のメモ

鼠径部もしくは腹腔内の潜在精巣は，腫瘍の診断を待つ必要もなくすべての動物において外科的に摘出すべきである。これらの動物では精巣腫瘍の発生率が高いため，両方の精巣を摘出することが推奨される。

予後

　精巣腫瘍は転移の可能性が低いため，片側もしくは両側の精巣摘出により通常は根治的であり，治療に反応しない非再生性貧血がなければ，ほとんどの場合（約90％）予後は良好からきわめて良好となる。

　犬の精巣腫瘍ではこのように予後が良好であるため，状態やエストロゲン分泌に関連した他の併発疾患の存在にかかわらず，すべての場合において手術が提案されるべきである。

可移植性性器腫瘍：ユニークな腫瘍

　可移植性性器腫瘍もしくはスティッカーリンパ肉腫は，タスマニアデビルにデビル顔面腫瘍性疾患を起こす腫瘍であり，感染により発症する唯一の腫瘍として知られている。

　可移植性性器腫瘍と扁平上皮癌は，陰茎に発生する最も一般的な腫瘍である。陰茎にみられる臨床症状の多くは出血である。

　化学療法（ビンクリスチン）および放射線治療の両方が非常に良好な治療効果をもたらす。

　この腫瘍の最も一般的な発生部位は陰茎基部であり，カリフラワー状を呈する。非常にもろく，多量に出血を起こす（Figs. 55, 56）。

　細胞診により確定診断が可能である。この腫瘍は組織球由来の円形細胞で構成される。細胞質は特徴的な封入体もしくは空胞（"真珠の首飾り"状）を含んでいる。

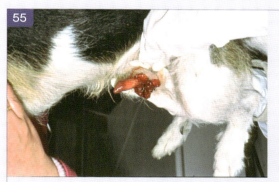 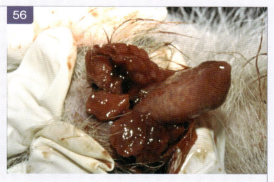

Figure 55. 犬の陰茎基部の可移植性性器腫瘍
Figure 56. Fig.55 の拡大像

器官別の腫瘍の種類
Cancer types by system

前立腺腫瘍

前立腺の腫瘍はまれで，多くの腫瘍と同様，主に高齢動物に発生する。

悪性の前立腺腫瘍との鑑別疾患としては，良性の前立腺肥大，細菌性前立腺炎（膿瘍を伴うもの／伴わないもの），および前立腺嚢胞が挙げられる。

最も一般的な組織型は腺癌である。遺伝的要因と環境要因が前立腺悪性腫瘍の発生原因として考えられている。

一般的な見解に反して，去勢手術は前立腺癌の発症リスクを低下させることはない。これはおそらくアンドロゲンの防御作用によるものと思われる。

転移はまれだが，肺，領域リンパ節および骨に起こりうる。

多くの前立腺腫瘍はCOX-2アイソザイムを発現しており，このことによりピロキシカムやカルプロフェン，フィロコキシブなどの非ステロイド系抗炎症薬（NSAIDs）による治療に対して部分的に奏効する。

専門医のメモ

前立腺癌の骨転移は，例外はあるものの，骨溶解よりも骨産生が一般的である。

臨床症状

血尿，排尿困難，排尿時疼痛，テネスムス（しぶり腹），排便習慣の変化，便性状の変化（Figs. 57, 58）などといった尿路および周囲の消化管を含む多くの臨床症状により，前立腺腫瘍の存在が疑われる。これらのひとつもしくは複数の症状が認められる場合，特に高齢動物においては前立腺疾患を疑わねばならない。

尿路の完全閉塞により尿が逆流し，尿管拡張や水腎症，さらには腎不全のような深刻な状態をもたらすこともある（Lawrence and Saba, 2013）。

前立腺癌と確定した動物における背部痛は，脊髄への転移の可能性を示しており，予後不良のサインとなる。

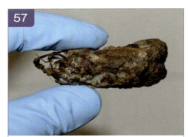
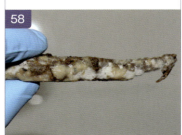

Figure 57, 58. 前立腺による直腸への圧迫により平坦化した糞便

4 雌雄生殖器の腫瘍

前立腺の石灰化

前立腺組織の石灰化所見のあるX線もしくは超音波画像の解釈は，動物が去勢されているかどうかによって変わる。

- 未去勢の動物では，石灰化はおそらく良性の前立腺肥大，非特異的な前立腺炎，もしくは腫瘍によるものであろう。
- **去勢済の動物**では，この所見は一般的に悪性前立腺腫瘍が存在していることを示唆する。

診断

病理組織診断のために前立腺の組織を採取することは不可欠である。しかし，（前立腺マッサージによって採取された）精液あるいは（洗浄後に回収された）前立腺洗浄液から得られた細胞によっても，信頼性の高い情報を提供してくれる。そして，病歴，触診，画像検査所見（Figs. 59-65)，および悪性を示唆する細胞の存在を合わせて診断する。これらのデータを総合することにより，引き続き内視鏡もしくは手術により切開サンプルを採取する必要があるかどうかが示される（Figs. 66-69)。

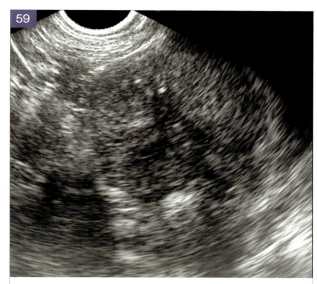
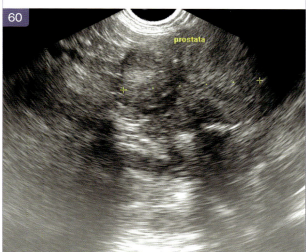

Figures 59, 60. 前立腺癌の超音波検査画像

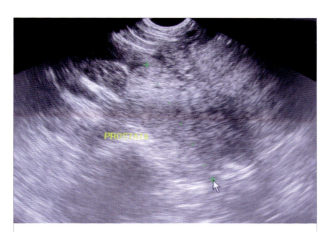

Figure 61. 良性前立腺肥大の超音波検査画像

実践メモ

生理食塩水を注入したり射精により精液を回収したりすることなく，前立腺のマッサージによりサンプルを得ることが可能である。マッサージにより産生される液体は容易に回収できる。

サンプルを得るための細胞診や生検の他の方法として以下の方法が挙げられる。

- 経皮的な採取（超音波ガイドによる）
- 尿道膀胱鏡（会陰尿道瘻形成もしくは尿道を介して）
- 腹腔鏡検査，開腹術など

このように侵襲性の有無はあるが，前立腺ヘアプローチするいずれの方法も，サンプリングには有用である。

器官別の腫瘍の種類
Cancer types by system

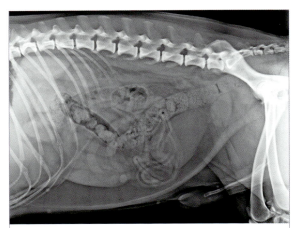

Figure 62. 前立腺の構造の変化と，直腸を圧迫するほどの大きさの変化を示している単純腹部X線ラテラル像

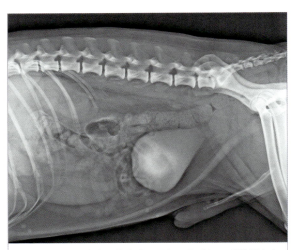

Figure 63. 膀胱と前立腺の評価のために二重造影されたX線ラテラル像

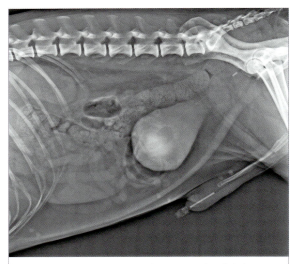

Figure 64. 腫大した前立腺による尿道の狭窄を評価するために，尿道カテーテルを用いて二重造影されたX線ラテラル像

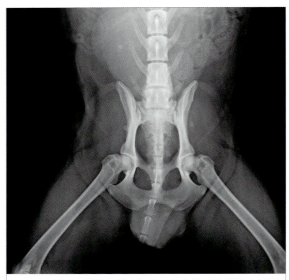

Figure 65. 単純X線VD像。前立腺が骨盤腔のほぼ全域を占拠している

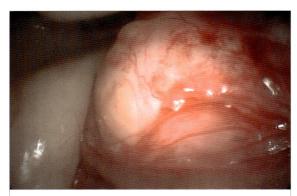

Figure 66. 犬の前立腺癌を示した腹腔鏡写真

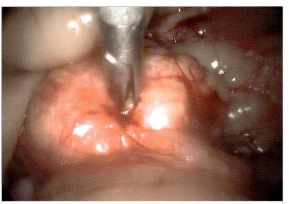

Figure 67. 前立腺癌に対する腹腔鏡下生検

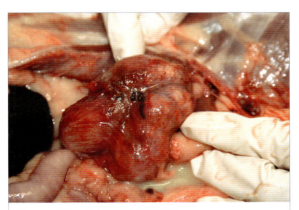

Figure 68. 前立腺癌の術中写真

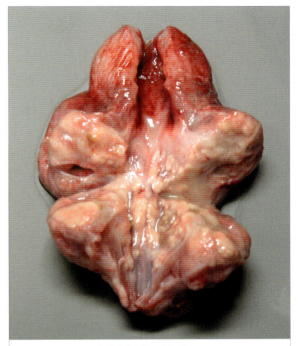

Figure 69. 前立腺癌（死後に採取）

治療

　前立腺癌は解剖学的位置と術後の深刻な合併症のため，多くの動物が早期安楽死となっていることからも，外科手術は最後の手段とすべきである。したがって，このような外科手術における過去の経験をふまえて，化学療法，NSAIDs（前立腺腫瘍では COX-2 が強く発現している）といった非侵襲的なあらゆる治療オプションをまず行うことが重要である。

尿道や周囲組織に対する影響を最小限にしつつ，前立腺のがん組織を除去するための非常に革新的な技術として，経尿道電気外科手術，光線力学療法，レーザー治療などがある。これらのアプローチは侵襲が最小限であり（尿道を介してアクセスできる），悪性前立腺腫瘍を患った人において良好な結果が得られている。これらの技術が，多くの飼い主や専門病院にとって手ごろな価格で，動物においても利用可能となることが期待される。

器官別の腫瘍の種類
Cancer types by system

 専門医の見解

乳腺腫瘍

- 10歳以上のすべての犬と猫（雄や不妊化された動物も含め）において，両側乳腺の検査が推奨される。飼い主が気づかない腫瘍と遭遇することは一般的なことである。腫瘍が小さければ小さいほど良好な予後が得られるということを覚えておかなくてはならない。

- 猫における乳腺腫瘍は腫瘍学上の緊急事態である。早急に対応しないと致命的となる。

- 避妊手術が遅くなった雌犬（子宮蓄膿症時など）ではしばしば乳腺腫瘍が発生する。

- 飼い主によって発見された小さな腫瘍は切除しておくべきである。このような症例において「様子をみること」は賢明ではない。これらの多くの症例で細胞診は大きな助けとはならない。

- 乳腺切除術を実施する際にはすべての乳腺を徹底的に調べ，異常と思われる部分も取り除くことが重要である。この予防的なアプローチは前述の「様子をみる」というアプローチよりもよい。飼い主の経済的な状況が影響する場合を除いて，多くの前がん状態の部位を，腫瘍が悪性になるまで手術をせずに残しておくということに正当な根拠はない。

- 猫では乳腺腫瘍が多発し悪性度が増す傾向にあることから，周囲組織を含めた除去や片側もしくは両側乳腺全切除術といったより侵襲性の高い手術が必要となることが多い。外科手術は個々の動物の明確な必要性に基づいて論理的に計画されるべきであるが，日程を遅らせるべきではない。腫瘍が2cm未満で転移がなければ根治的となりうる（Wright, 2012）。

- 猫では，外科手術時に転移が認められていたり腫瘍が3cm以上であったりする場合には，術後補助化学療法を検討すべきである。

精巣腫瘍

- 犬では去勢手術を実施していない高齢犬において最も一般的に認められる。したがって高齢犬では，精巣の検査を常に実施すべきである。

- 精巣を認めない犬の診察時には，特に高エストロゲン血症の徴候が認められない動物において潜在精巣を見逃さないよう，関連する既往歴や去勢状況について見直しておかなくてはならない。

雌雄生殖器の腫瘍 4

前立腺腫瘍

- 前立腺は10歳以上のすべての犬において検査すべきである。

- 泌尿器症状や便秘が高齢動物において認められた際には，前立腺の問題も鑑別疾患に含めておかなくてはならない。

- 若齢時の去勢手術は前立腺癌の発生率を2〜4倍に増加させる。したがって次のような疑問が生じる。去勢手術をするべきかどうか？　これは議論のもととなっている。去勢手術は精巣腫瘍を明らかに予防し，よって犬では早期の去勢手術が推奨されている。

- 直腸検査，X線検査および超音波検査が，犬の前立腺腫瘍を予防，検出するために日常診療で行うことができる最良の方法である。

- 化学療法はこれらの動物の予後を延長させることができるので，妥当な治療の目標をどこにおくかについて検討すべきである。

- 緩和的治療として，尿道ステントが臨床症状をコントロールするために有用となることがある。

5

皮膚の腫瘍
Skin tumours

器官別の腫瘍の種類
Cancer types by system

皮膚の腫瘍

　皮膚の腫瘍は，周囲正常組織と一致しない異常な増殖を特徴とし，表皮，真皮，そして皮膚付属器にみられるすべての細胞型で発症する。

病因

　悪性腫瘍が発生するプロセスは非常に興味深い。

　皮膚腫瘍の場合，人と動物において，電離放射線や過剰な紫外線の曝露と悪性皮膚腫瘍の発生との間で，明らかな関連性が実証されている。例として，色素の薄い猫や，屋外で生活または多くの時間を過ごす猫における扁平上皮癌が挙げられる(Withrow and MacEwen, 2013)。

　ウイルスもまた皮膚腫瘍の病因として重要な役割を果たす。パピローマウイルスと紫外線照射は扁平上皮癌発生の補助因子とされている(Hauck, 2013)。

　慢性炎症と免疫状態は，皮膚腫瘍の発生において主要な決定因子である。免疫を刺激すること(イミキモドの塗布など)により，ウイルス量が減少して乳頭腫が縮小することが研究で示されている。さらに，若齢動物において認められる組織球腫は，臨床的または外科的処置を必要とせずに退縮することが多い(Withrow and MacEwen, 2013)。

分類

　皮膚腫瘍は，細胞学的特徴に基づき以下のように分類される。
- 扁平上皮細胞の腫瘍(Box 1)。
- 間葉系細胞の腫瘍(Box 2)。
- 円形細胞の腫瘍(Box 3)。

Box 1
扁平上皮細胞の腫瘍

- 乳頭腫
- 角化棘細胞腫(ケラトアカントーマ)
- 基底細胞癌
- 扁平上皮癌
- 皮脂腺の腫瘍
- 肛門周囲腺腫瘍
- アポクリン汗腺と耳垢腺の腫瘍

皮膚の腫瘍

Box 2 間葉系細胞の腫瘍

- 線維腫
- 線維肉腫
- 軟部組織肉腫
- 膠原線維母斑
- 脂肪腫
- 脂肪肉腫
- 神経鞘腫
- 血管腫
- 血管肉腫
- 血管周皮腫
- 黒色腫(メラノーマ)
- 粘液腫
- 粘液肉腫

Box 3 円形細胞の腫瘍

- 組織球腫
- 上皮向性リンパ腫
- 肥満細胞腫
- 形質細胞腫
- 皮膚組織球症
- 可移植性性器腫瘍

臨床現場での診断アプローチ

　腫瘍組織を生検することにより，重要かつ信頼性のある病理組織検査結果が得られる。生検の詳細はこの章では割愛する。初期診断のアプローチとしての細胞診には，特に注意を払うべきである。細胞診のテクニックは単純かつ経済的であり，推定的診断や臨床的な疑いを分かりやすい結果で確定することができ，飼い主や病理学者と情報交換することが可能となる。

細胞診の重要性

　皮膚の腫瘍は，非腫瘍性の急性炎症や若齢動物における組織球腫，可移植性性器腫瘍などの特殊な例を除き，自然退縮することはまれであるため，診断せずに放置して増大させるべきではない(Couto and Moreno, 2013)。

　腫瘍を触診しそれらの位置を把握することは，最初に腫瘍を評価する際の指標となる。腫瘍が皮膚全層にわたり位置している場合は，腫瘍に可動性がある。対照的に，腫瘍に可動性がなく皮膚のみが動く場合は，皮下組織に腫瘍が存在あるいは浸潤していることを示唆する。

　診断の過程において，第一段階として細胞診は高い価値があるものの決定的ではなく，腫瘍の浸潤の程度や周囲組織との関連性についてのデータは提供されない。

　正確な細胞診の結果を得るためには，質の悪い標本，典型的でない標本，血液を過剰に含む標本，細胞量が過剰または不十分な標本，固定や染色段階でのアーチファクトを含む標本を避けることが重要である。

　皮膚腫瘍の診断時に認められる細胞学的特徴を以下に記す。

- **扁平上皮細胞**：上皮由来の腫瘍でしばしば潰瘍と二次感染を伴うため，壊死組織を避けて十分量のサンプルを採取することが重要である。上皮性腫瘍のサンプルの特徴として，細胞密度が高く(これらの腫瘍からは多くの細胞が剥離される)，ブドウの房状の細胞集塊を形成することが挙げられる。

- **間葉系または紡錘形細胞**：通常，境界不明瞭な局所浸潤性を示す腫瘍である。細胞が剥離されることはまれである。細胞診では間葉系由来であることを示唆することしかできない。

- **円形細胞**：円形細胞は中等度に剥離され，それぞれが独立して離れている小型の細胞である。核は円形で，細胞質との境界は明瞭である。円形細胞の構造は多様であり，特徴的な顆粒をもつもの(肥満細胞腫)，細胞質に空胞をもつもの(可移植性性器腫瘍)，核周囲に明庭をもつもの(形質細胞腫)が含まれる。

器官別の腫瘍の種類
Cancer types by system

一般的な皮膚腫瘍

乳頭腫

　表皮の扁平上皮細胞由来の良性腫瘍である。乳頭腫の原因はパピローマウイルスであり，若齢動物においては，主に粘膜または粘膜皮膚移行部を侵す(Figs. 1-5)。成熟動物では皮膚の乳頭腫が体のどの部位でも認められる可能性がある(Figs. 6, 7)。軟性線維腫またはポリープは，線維血管性由来の良性腫瘍であり，慢性的な皮膚損傷に対して反応性に形成され，乳頭腫症と不規則な上皮の過形成を示す(Fig. 8)。

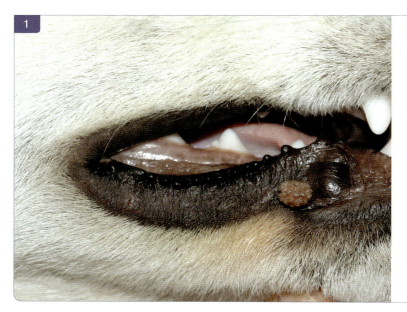
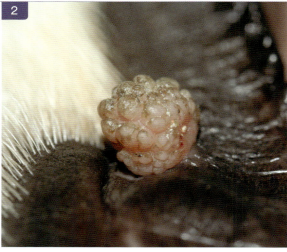

Figure 1. 若齢犬における粘膜皮膚移行部の乳頭腫
Figure 2. Fig. 1の拡大像

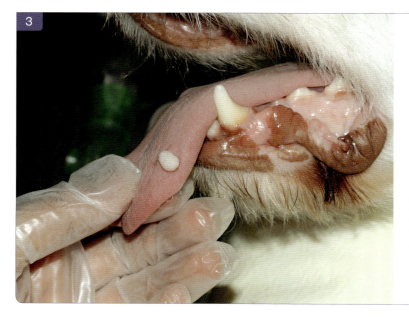
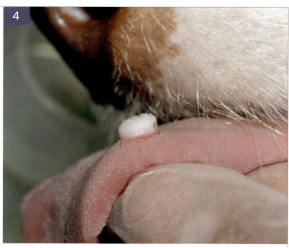

Figure 3. 若齢犬における舌の背側面の乳頭腫
Figure 4. Fig. 2の拡大像

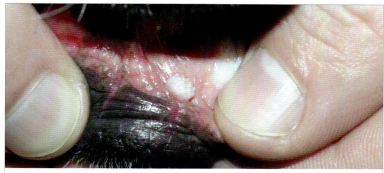
Figure 5. 若齢犬における口唇粘膜の乳頭腫

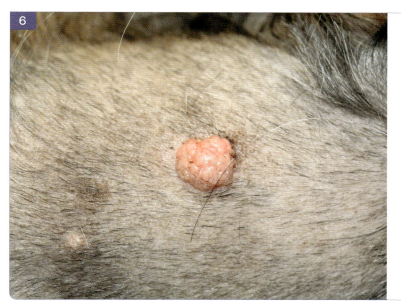
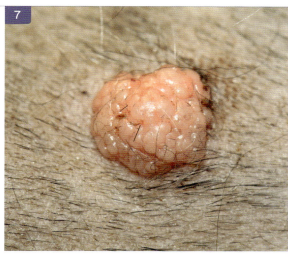
Figure 6. 成犬における皮膚の乳頭腫
Figure 7. Fig. 6の拡大像

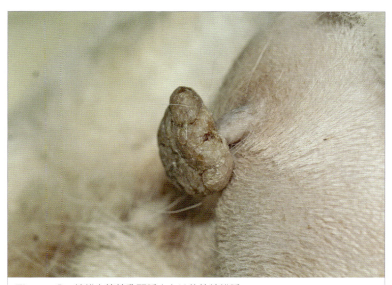
Figure 8. 線維血管性乳頭腫または軟性線維腫

器官別の腫瘍の種類
Cancer types by system

扁平上皮癌

　肢端の扁平上皮癌は爪の胚上皮由来であり，肢端と爪の著しい変形や，爪の脱落が生じる(Figs. 9-11)。骨融解像はX線検査により確認することができる(Fig. 12)。

　猫の鼻鏡部の扁平上皮癌は進行性の潰瘍状病変を形成する。光線過敏性皮膚炎，原発病変におけるパピローマウイルスの存在は，このタイプの悪性上皮性腫瘍と直接的に関連している。この腫瘍は，猫の耳，特に白色または色素の薄い猫においても頻繁に認められる(Figs. 13, 14)。

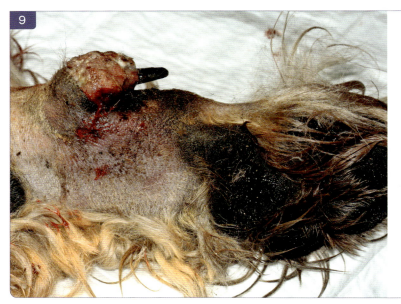
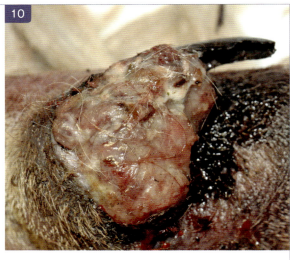

Figure 9. 第1指に発生した扁平上皮癌
Figure 10. Fig. 9の拡大像

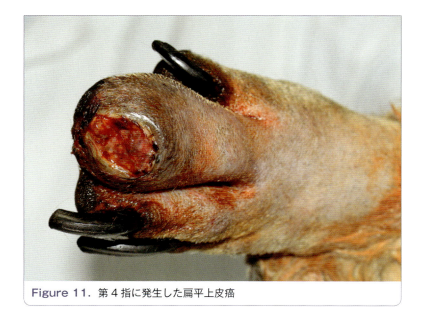

Figure 11. 第4指に発生した扁平上皮癌

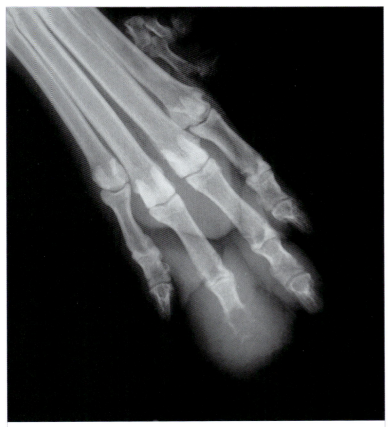

Figure 12. X線検査にて，第4指に発生した扁平上皮癌により，中節骨の骨融解と末節骨の消失が認められる

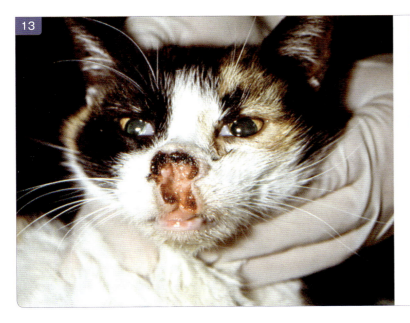

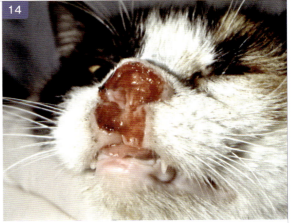

Figure 13. 猫における鼻鏡の扁平上皮癌
Figure 14. Fig. 13の拡大像。組織が破壊されている範囲を確認することができる

器官別の腫瘍の種類
Cancer types by system

皮脂腺の腫瘍

皮脂腺腫は，脂肪(皮脂)を産生する細胞の良性腫瘍である。外観は乳頭腫と類似している。孤立性で硬性の結節が，皮膚レベルより外方に増殖する(Figs. 15, 16)。腺癌が発生することもある。

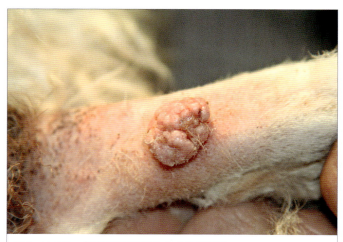

Figure 15. 犬の尾根部に発生した皮脂腺腫

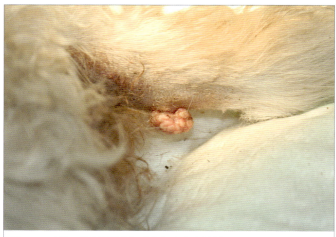

Figure 16. 犬の尾根部に発生した皮脂腺腫

肛門周囲腺腫

肛門周囲腺の良性腫瘍である。高齢の犬，雌より雄の罹患が一般的である(Figs. 17, 18)。増殖にはアンドロゲン刺激が関連している(腺腫の摘出手術の際に去勢手術も実施することが推奨される)。孤立性または多発性に結節を形成し，通常，潰瘍化している。

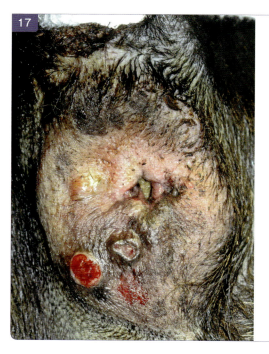

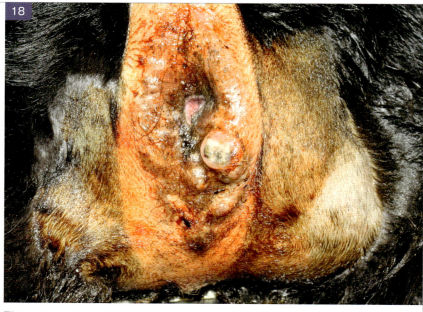

Figures 17, 18. 肛門周囲腺腫

脂肪腫

皮下の脂肪細胞由来の良性腫瘍であり，通常，性別に関係なく発症する。増殖しはじめる年齢は約8歳である。脂肪腫は臨床的には重要ではないが，以下の写真のように，腟壁を圧迫することで排尿障害が生じる場合がある(Figs. 19-23)。

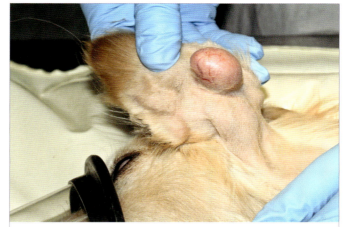

Figure 19. 犬の耳介の脂肪腫

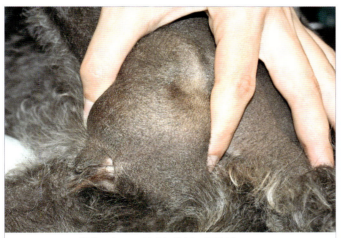

Figure 20. 雌犬における外陰部背側の脂肪腫

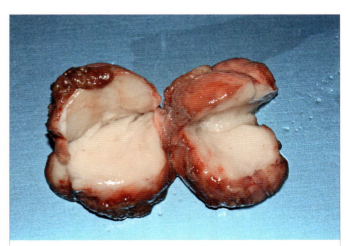

Figure 21. 切除後の脂肪腫の肉眼的特徴

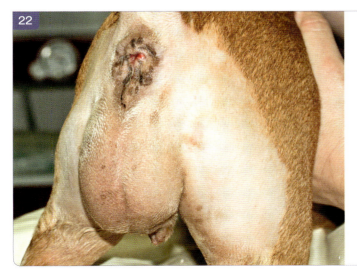

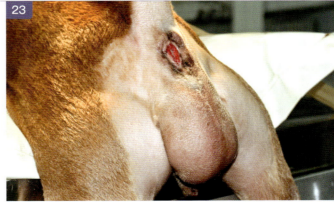

Figures 22, 23. 外陰部を置換した会陰の脂肪腫。腟壁を圧迫され，正常な排尿は障害される

器官別の腫瘍の種類
Cancer types by system

神経鞘腫

皮下の髄鞘の神経細胞(神経鞘シュワン細胞)由来の腫瘍である。この腫瘍に転移能はないが,高い再発傾向があるため長期間の観察が推奨される。神経鞘腫は一般的に高齢の犬で認められる。発症に性差はなく,犬・猫ともに罹患する(Figs. 24-26)。

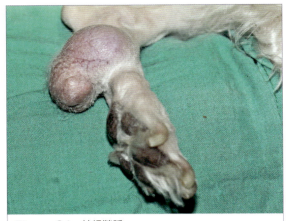

Figure 24. 神経鞘腫

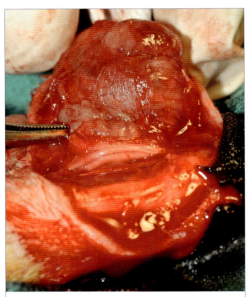

Figure 25. 神経鞘腫。腫瘍の切開面を示す(隣接した神経に注目)

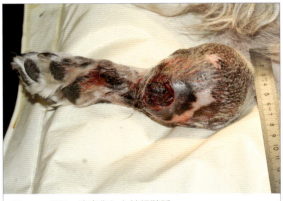

Figure 26. 潰瘍化した神経鞘腫

黒色腫(メラノーマ)/悪性黒色腫

メラニン産生細胞の悪性腫瘍を悪性黒色腫と呼ぶ。メラニン細胞性腫瘍は色素蓄積を伴う良性腫瘍であることが多い(犬で70%以下)。犬の指で認められることもあるが,どこにでも発生する可能性がある(Figs. 27, 28)。

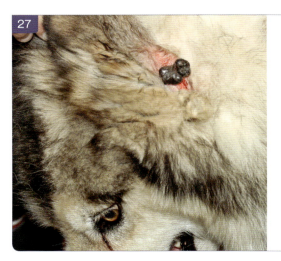

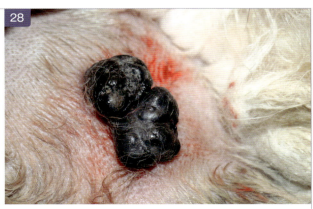

Figure 27. 耳根部の黒色腫
Figure 28. Fig. 27 の拡大像

6

消化器の腫瘍
Tumours of the digestive system

器官別の腫瘍
Cancer types by system

消化器の腫瘍

口腔内腫瘍

概要

　口腔内腫瘍は犬や猫でよく認められ，発生率は年齢とともに上昇する。犬と猫において，口腔内領域は4番目に腫瘍が発生しやすい部位である。いくつかの研究によれば，犬と猫における口腔癌と舌および扁桃の扁平上皮癌の発生には大気汚染が関与することがある。

　通常，飼い主は口腔内腫瘤，流涎，出血，歯の欠損，嚥下困難，顔面の変形，体重減少，眼球突出，顎下腺腫大といった徴候のうち，いずれかを観察する。

　黒色腫（メラノーマ）を除いて，初期の口腔内腫瘍では，外観の違いはほとんど認められない。

診断アプローチ

　口腔内全体と咽頭を含めた詳細な口腔内検査は，犬の総合的な検査において重要な要素である。この検査は気管挿管をして全身麻酔下にて行わなければならないことがある。いったん腫瘍が見つかったら，採寸し，細胞診を実施すべきである（通常は細針吸引による）。この目的は初期診断をつけることであるが，口腔内腫瘍はしばしば壊死や炎症を伴うため，診断がつかないことがある。電気メスの使用はサンプルを変形させることがあるため推奨されない。腫瘍表面は一般的に感染を起こしているか壊死しており，周囲組織には過形成あるいは炎症性反応がしばしば観察される。口腔内は通常よく湿っているため，出血は数分間直接圧迫することでコントロールすべきである。細胞診を実施する際には腫瘍の感染あるいは炎症を腫瘍の実質と混同しないことが重要である。

　これらの初期検査に加えて血液検査，白血病や猫免疫不全を除外するための検査，胸部X線検査，腹部超音波検査などを実施することが賢明である。

　この最初の情報によって治療法を決めるための見通しを付け，腫瘍を病期分類することができる。

専門医のメモ

生検は腫瘍の外観を変化させることがあるため，診断検査実施前に必ず推奨されるわけではない（血腫や筋膜面の変形など）。
生検は確定診断を可能にし，腫瘍のグレードや脈管浸潤の程度といったさらなる情報を与えてくれる。サンプルを採取しようと試みることは重要である。歯の動揺が認められる場合，動揺する歯と歯槽骨の剥離物，疑わしい部位の歯肉について病理組織検査を実施すべきである。

予後

　一般に、腫瘍が吻側にあるほど予後はよい。2 cm未満でリンパ節転移や骨融解がない腫瘍もまた、予後はよい。

　吻側の腫瘍はより尾側に位置する腫瘍と比べて早期に診断される傾向にある。そのうえ、尾側に位置する腫瘍は通常、広範囲のマージンをつけて切除することがより困難である。扁桃腺や舌のような軟部組織を侵す腫瘍は、歯肉病変に比べてより侵攻性に成長する傾向にある。

犬の口腔内腫瘍の40％は良性である。そのため早期診断が必須であり、早期診断は適した治療法を導き、腫瘍の進行を抑制する助けとなる。

対症療法

　口腔内腫瘍に罹患した動物には、以下のような対症療法を行うべきである。
- **抗生物質**：経口投与は避けるべきである。クリンダマイシン、アモキシシリン＋クラブラン酸、セフォベシンなどが投与可能である。
- **非ステロイド系抗炎症薬（NSAIDs）あるいはステロイド系抗炎症薬（SAIDs）**
- **鎮痛剤**：トラマドールやその他のオピオイド。
- 口腔内を湿潤に保ち、唾液や食餌の残りかすなどを除去するために**口腔内を頻繁に洗浄しすすぐ**。
- 栄養補給と薬剤投与のために、**栄養チューブの設置**を検討すべきである。

犬の口腔内腫瘍
口腔内黒色腫

　口腔内黒色腫は犬で最も一般的な口腔内の悪性腫瘍であり、リンパ節転移や遠隔転移のみならず局所および骨への浸潤の可能性も高い。口唇を侵した黒色腫は口腔内のものに比べて悪性度は比較的低い傾向にある（Figs. 1-4）。

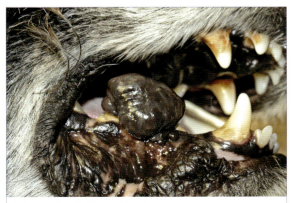

Figure 1. 歯肉縁の黒色腫

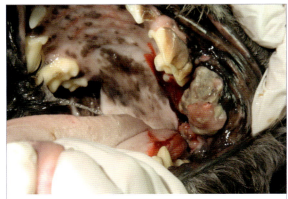

Figure 2. 口腔内悪性黒色腫

器官別の腫瘍の種類
Cancer types by system

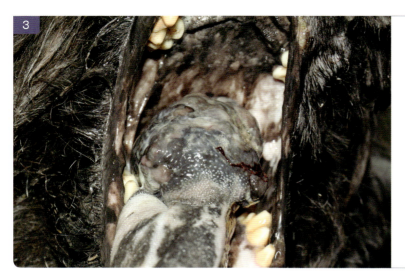
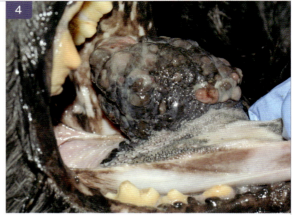

Figure 3. 舌背面の悪性黒色腫
Figure 4. Fig. 3の拡大像

強い口腔内色素沈着のある犬は，これらの腫瘍に罹患しやすい．腫瘍自体は有色素のこともメラニン欠乏性のこともある．罹患しやすい犬種をBox 1に示した．口腔内黒色腫は雌よりも雄の方が4倍発生しやすいとの研究もある．

このタイプの腫瘍では病期分類がきわめて重要である．浸潤のない局所腫瘍では，再発を予防するために治療は積極的に行うべきである．転移の可能性が高い場合，黒色腫に対する化学療法あるいはワクチン接種を考慮すべきである．転移が確認された症例では，予後は悪い．

悪性黒色腫の術後補助化学療法に推奨される薬剤は，カルボプラチン，ダカルバジン，ロムスチン，メルファランである．

扁平上皮癌

ウイルスが扁平上皮癌の進行に関与することが示されている．すなわち，パピローマウイルスのウイルス抗原が扁平上皮癌から検出されており，経口パピローマウイルス生ワクチンの接種部位では扁平上皮癌の発生が観察された．この腫瘍に関連した他の病変としては，瘢痕，二次性感染，コントロール不十分な結果生じた円盤状紅斑性狼瘡がある．

以下の犬種において，好発傾向があると報告されている．すなわち，スコティッシュ・テリア，ボクサー，ペキニーズ，プードル，ブル・テリア，スタッフォードシャーテリア，バセット・ハウンド，ダルメシアン，ダックスフンドである．

通常，扁平上皮癌は浸食され潰瘍化した腫瘍もしくは増殖性腫瘍の外観を示す．これは侵襲的な腫瘍であり，顎下神経節に転移する傾向がある．

治療には通常，外科手術もしくは放射線治療が選択される．化学療法は転移巣の制御に効果が示されていない．NSAIDsのCOX-2阻害効果は症状を制御するのに有用なことがある．

Box 1. 口腔内黒色腫に罹患しやすい犬種

- エアデール・テリア
- ボクサー
- ボストン・テリア
- チワワ
- チャウ・チャウ
- コッカー・スパニエル
- ドーベルマン・ピンシャー
- プードル
- アイリッシュ・セター
- ゴールデン・レトリーバー
- アイリッシュ・テリアおよびスコティッシュ・テリア
- ミニチュアシュナウザー
- カルリーノ
- スプリンガー・スパニエル

線維肉腫

これらの腫瘍は大型犬，とりわけゴールデン・レトリーバーやラブラドール・レトリーバーでよく認められるが，それ以外の多くの犬種でも罹患する。線維肉腫の病理組織学的特徴は通常，低悪性度の肉腫と一致するが，一般には局所浸潤性が高く，骨浸潤を伴う(Figs. 5, 6)。外科手術は腫瘍の制御の助けになりうるものの，通常は根治的ではない。放射線治療および化学療法は進行を遅らせる助けになることがある。

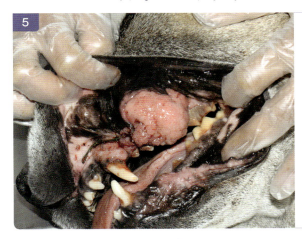
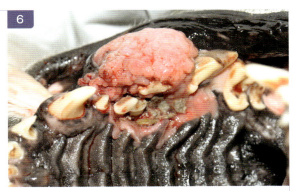

Figure 5. 口腔内線維肉腫
Figure 6. Fig. 5 の拡大像

歯原性腫瘍

棘細胞性エナメル上皮腫は歯靱帯の腫瘍である。最も一般的な歯原性腫瘍であり，しばしば骨を侵害するが転移はまれである。この腫瘍は一般的に顎の吻側に発生する。外科手術は積極的に実施すべきであり，放射線治療が長期にわたり根治的となることがある。

その他の歯原性腫瘍には以下のものがある。

- 角化したエナメル上皮腫
- アミロイド産生性歯原性腫瘍
- 歯根膜の線維性エプリス(Figs. 7-19)
- 末梢性歯原性線維腫
- 慢性的な口腔内炎症の結果としての限局性線維性過形成(Figs. 20, 21)

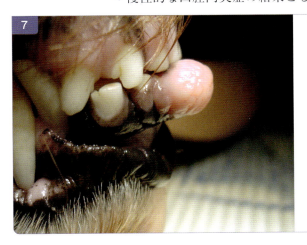
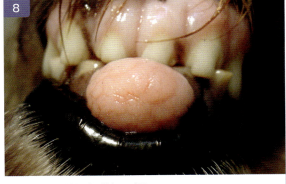

Figure 7. 棘細胞腫性エプリス
Figure 8. Fig. 7 の拡大像

器官別の腫瘍の種類
Cancer types by system

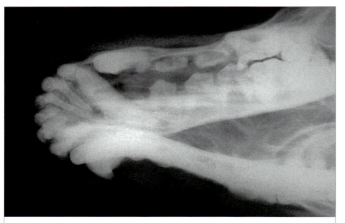

Figure 9. 切歯領域に骨融解が観察される棘細胞腫性エプリスのX線画像

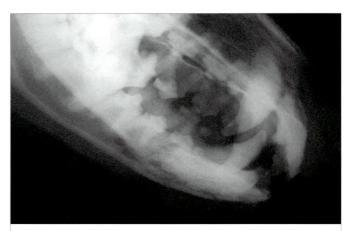

Figure 10. 前臼歯領域に骨融解が観察される棘細胞腫性エプリスのX線画像

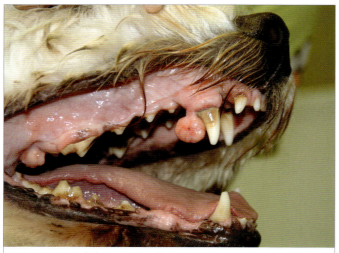

Figure 11. ボブテイルのエプリス

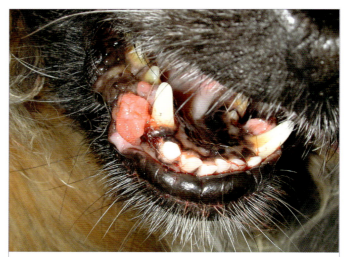

Figure 12. 雑種（雌）のエプリス

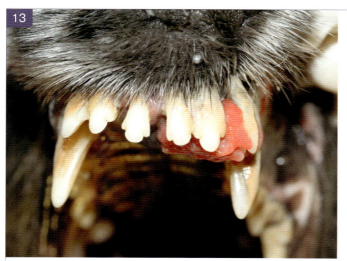

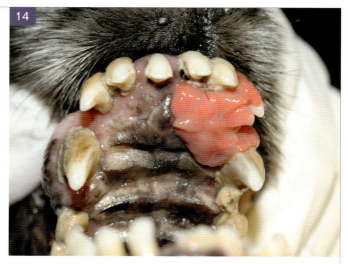

Figures 13, 14. 高齢のコッカー（雄）のエプリス

消化器の腫瘍 6

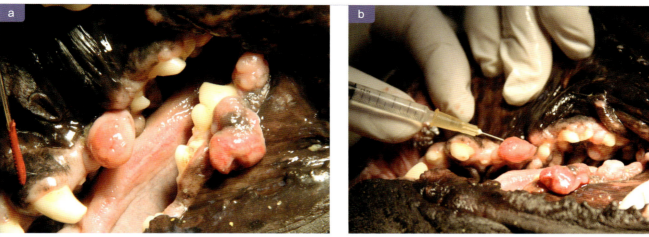

Figure 15. ジャイアント・シュナウザーのエプリス(a)と術前の局所麻酔薬投与(b)

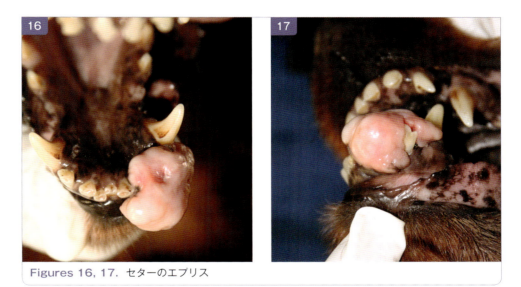

Figures 16, 17. セターのエプリス

Figure 18. ウェスト・ハイランド・ホワイト・テリアのエプリス
Figure 19. Fig. 18 の拡大像

器官別の腫瘍の種類
Cancer types by system

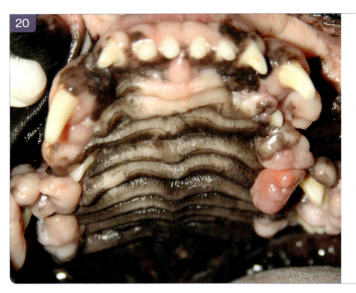

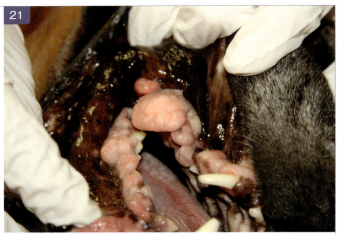

Figure 20. ボクサーの歯肉増殖症
Figure 21. Fig. 20 の拡大像

口腔の乳頭腫
パピローマウイルスによって起こる良性腫瘍で，伝染性であり，一般的に若齢動物に認められる（Fig. 22）。

その他の口腔内腫瘍
口腔を侵すその他の腫瘍には，以下がある。
- 肥満細胞腫
- 皮膚／上皮向性リンパ腫：口腔の溶血斑，歯肉炎，潰瘍性病巣によって特徴付けられる。リンパ腫の動物は病期分類をすべきである。化学療法と放射線治療が疾患をコントロールするのに役立つことがあるが，長期予後は不良であり，病巣はしばしば痛みを伴う（Figs. 23, 24）。

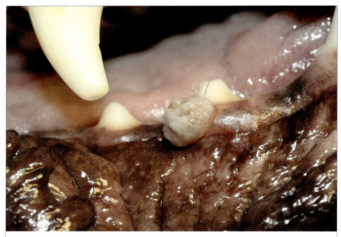

Figure 22. 歯肉粘膜の乳頭腫

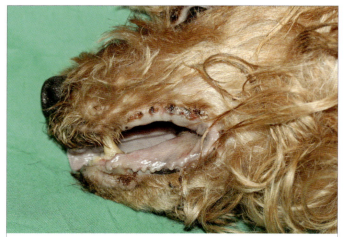

Figure 23. 口腔内粘膜皮膚移行部における，紅斑を伴う上皮向性リンパ腫

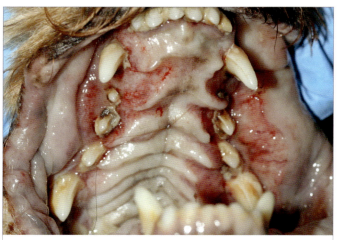

Figure 24. 上皮向性リンパ腫。口腔粘膜への浸潤を伴う潰瘍性歯肉病変

- 舌の腫瘍：黒色腫，扁平上皮癌，形質細胞腫などがあるが，まれである。1 cm以上のマージンを確保した外科手術は選択肢のひとつである。放射線治療が補助的に役立つことがある。
- 扁桃の腫瘍：黒色腫や扁平上皮癌があるが，まれである。口腔内の型では扁平上皮癌のリンパ節転移がより一般的である。外科手術は通常，効果的ではない。
- 唾液腺の腫瘍：まれであるが，通常は癌腫である。通常は生存期間延長のためには化学療法あるいは放射線治療を併用した外科手術が第一選択である。

猫の口腔内腫瘍

猫の口腔内腫瘍は通常かなり進行するまで発見されないため，概して予後が悪い。これらの腫瘍は一般的に高齢の猫で認められる(14～15歳以上)。最もよく認められる口腔内腫瘍は扁平上皮癌である。その他のまれな腫瘍には，リンパ腫(Figs. 25, 26)，黒色腫，線維腫，肥満細胞腫，猫誘導性歯原性腫瘍がある。良性腫瘍にはエナメル上皮腫，好酸球性肉芽腫，鼻咽頭ポリープがある。唾液腺や扁桃腺の腫瘍は猫ではまれである。

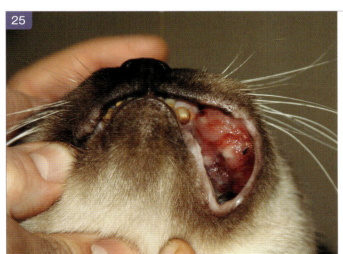
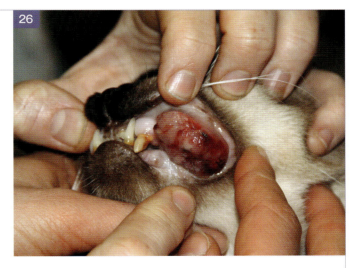

Figures 25, 26. 歯肉のリンパ腫

> **専門医のメモ**
>
> 喫煙者と暮らしている猫は，扁平上皮癌に2倍罹患しやすい。一部のノミ取り用首輪と缶詰フードもまた，これらの腫瘍の発生に関与する。

舌下および下顎の腫瘍はかなり一般的であり，上顎および咽頭もまた罹患しやすい。骨は侵襲を受けやすい。歯が欠損している，あるいは歯肉が肥厚した動物ではX線撮影が推奨される。

器官別の腫瘍の種類
Cancer types by system

腫瘍の位置がしばしば適切な外科手術の障害になるが，遠隔転移はまれである。下顎骨切除を受けた動物の40％以上で2年以上の生存が報告されている。猫において下顎骨切除はよく許容されるが，多くは嚥下障害や流涎といった永続的影響が残る。放射線治療は緩和的な選択肢として適切なことがある。化学療法は通常，効果的ではない。大部分の症例にとって，最終段階は安楽死である。

胃の腫瘍

概要

胃の腫瘍はまれであり，すべての悪性腫瘍の1％に満たない。胃の腫瘍は犬ではすべての胃腸管腫瘍の24％，猫では11％を占める。病因は不明である。長期のニトロソアミン投与は，犬で上皮性悪性腫瘍を誘発する可能性がある。ベルジャン・シェパードの遺伝性素因を指摘する研究もある。リンパ起源の胃の腫瘍は犬で一般的であるが，猫ではまれである。平滑筋腫はかなり高齢の犬で発生する傾向にある（平均年齢15歳）。

犬の胃腺癌

平均発生年齢は8～9歳であり，雄と雌の発生比は2.5：1である。概してこれらの腫瘍には胃体部や胃前庭部における溶血斑，ポリープ様腫瘤，もしくはびまん性浸潤が認められる（Figs. 27, 28）。潰瘍が発生し，大網の癒着を伴う胃壁の穿孔をもたらす場合もある。この種の腫瘍は領域リンパ節や腹腔，まれではあるが肺やその他の内臓に転移を起こすことがある。胃腺癌の予後は不良である。外科手術が成功した場合でさえ，大部分の症例は6カ月以内に死亡する。

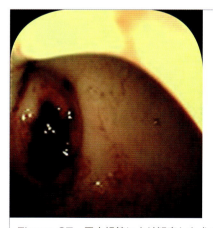 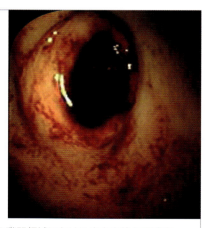

Figure 27. 胃内視鏡により観察した犬の幽門領域における出血を伴う胃腺癌

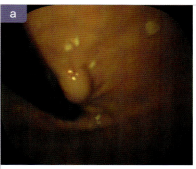
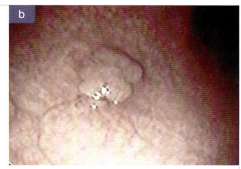

Figure 28. 胃内視鏡を反転して撮影した犬の噴門部の腺腫(a)，胃内視鏡で撮影した犬の胃腺腫(b)

犬の胃平滑筋腫および平滑筋肉腫

この腫瘍は非常にまれである。平滑筋腫は高齢で認められるが(15歳以上)，平滑筋肉腫は通常，比較的若い時期に診断される(7～8歳)。これらの腫瘍は胃食道接合部に発生する傾向がある。外科手術は良好な成果を生むことがあり，転移はまれである。

消化管リンパ腫

犬と猫のどちらもがこの腫瘍に罹患する可能性があるが，胃で認められることはまれである。この腫瘍はヘリコバクター感染と関連があると報告した研究もある。雄では胃のリンパ腫に罹患しやすいことも示されている(Figs. 29-34)。

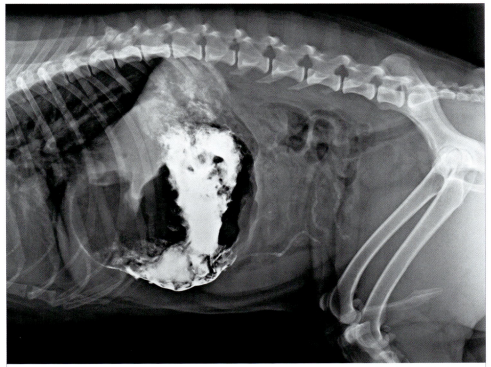

Figure 29. リンパ円形細胞性胃腫瘍の造影X線画像。画像の腹側部にわずかな造影剤の漏出が確認できる

器官別の腫瘍の種類
Cancer types by system

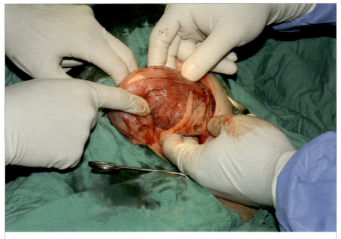

Figure 30. リンパ円形細胞性胃腫瘍。腹膜の癒着を伴う穿孔部位が観察される

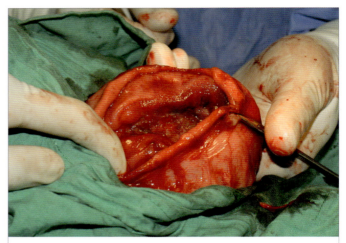

Figure 31. リンパ円形細胞性胃腫瘍。胃切開により可視化された

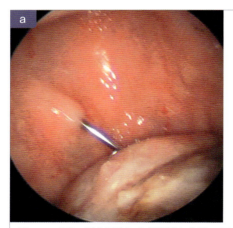
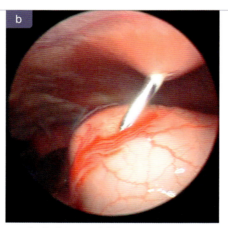
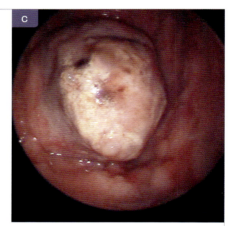

Figure 32. 胃内視鏡により撮影した猫の胃リンパ腫の経皮的コア生検(Tru-Cut, a, b)，胃内視鏡により撮影した猫の胃リンパ腫(c)

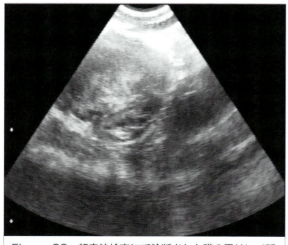

Figure 33. 超音波検査にて診断された猫の胃リンパ腫

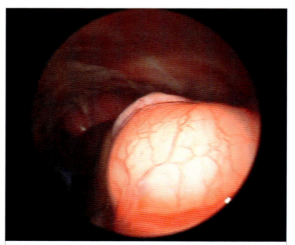

Figure 34. 猫の胃リンパ腫の腹腔鏡画像

犬の胃形質細胞腫
この腫瘍はまれである。

腸の腫瘍

概要
腸の腫瘍は犬と猫のすべての腫瘍の10%未満である。腸の腫瘍は犬の消化器腫瘍の22%，猫で35%に相当するという報告がある。

直腸肛門ポリープあるいは直腸の乳頭状腺腫
犬の腸において最も一般的な良性腫瘍である。一般的に7〜8歳の犬が罹患する。通常，粘膜下層を侵さない表在性の腫瘍であり，一般的に悪性ではない（Figs. 35-37）。

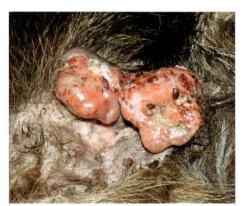

Figure 35. 肛門周囲腺腫

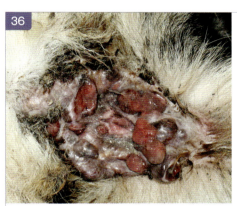
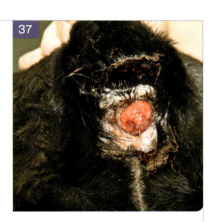

Figures 36, 37. 肛門周囲腺腫

腸腺腫および腸腺癌
犬では，小腸よりも結腸でより多く認められる。腺癌はしばしば浸潤性で，通常は消化管以外の腹部領域や，さらに遠位には拡散しないが，リンパ節や腹腔内に到達することがある。

猫では良性腫瘍よりもむしろ腸腺癌が多く認められる。10歳を超えたシャム猫が最も罹患しやすい。これらの腫瘍は通常，空腸や回腸で認められ，結果的に管腔の狭窄が起こる。腸腺癌はリンパ節や腹腔内に播種することがあり，腹水をもたらす。

腸管カルチノイド腫瘍
腸管カルチノイド腫瘍は，粘膜の神経内分泌細胞から生じるまれな腫瘍である。通常，犬の十二指腸，結腸，直腸および猫の回腸を侵す。一般的には9〜13歳の動物で発生し，小結節もしくは腸管腔の狭窄として現れることがある。肝臓への脈管転移だけでなく，腹部およびリンパ節への浸潤が認められる。

器官別の腫瘍の種類
Cancer types by system

消化器型リンパ腫

　消化器型リンパ腫は犬と猫の両方で認められ，消化管の複数領域を侵すことがある。リンパ腫は猫の腫瘍のおよそ30％，犬の腫瘍の6％を占め，論文に最もよく報告される消化管の腫瘍である。その外観は様々で，広範性のものもあれば結節性のものもあり，単発のものも多発性のものも確認されている。この腫瘍はリンパ節と腹部臓器に転移することがある。

　罹患動物は嘔吐，下痢，食欲不振，体重減少，排便障害あるいはしぶり，腹膜炎に続発した症状などを呈することがある。とりわけ猫では，触診にて腹腔内腫瘤，腫大したリンパ節，消化管壁の肥厚が触知できる。

　消化器型リンパ腫は猫で最もよく認められる消化管腫瘍であり，猫においてはリンパ腫の最も一般的な型である。典型的なリンパ腫の罹患動物は，レトロウイルス陰性の高齢の猫である。このことは，リンパ腫とリンパ球形質細胞性腸炎との関連を示している。猫では，炎症性腸疾患(IBD)と消化器型リンパ腫を鑑別することは困難なことがある。これらの腫瘍は概して空腸と盲腸結腸接合部を侵す。この腫瘍の2つの組織学的形態が報告されている。すなわち，小リンパ球(T細胞)由来型と，大型細胞(リンパ芽球)由来型である。前者は通常，高齢の猫に発生するが，後者は全年齢の猫に罹患し，一般に悪性度，転移の可能性がより高い(通常B細胞を侵す)。

　犬においては，上皮性起源の腫瘍に比べて消化器型リンパ腫は比較的まれである。最も罹患しやすい部位は小腸である(Figs. 38, 39)。IBDと消化器型リンパ腫の関連が提示されているが，犬では猫ほど明らかになっていない。一般的にはT細胞型である。いくつかの研究によれば，犬の消化器型リンパ腫は90％が雄で発生する。小腸に発生するリンパ腫以外の腫瘍においても，雄にわずかな優位性がある。

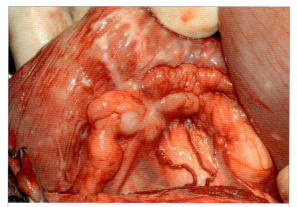

Figure 38. ボクサーの腸管リンパ腫。反応性リンパ節に注目

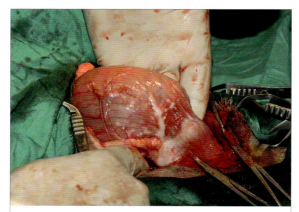

Figure 39. 直腸閉塞を伴うボクサーの腸管リンパ腫

消化器の腫瘍

 専門医の見解

食道と胃の腫瘍

- 食道原発の腫瘍はまれである。高齢の猫で扁平上皮癌が認められることがある。犬で最も多い腫瘍は、スピロセルカによる肉芽腫に続発した線維肉腫と骨肉腫である。

- 食道腫瘍の内視鏡検査によって、増殖としばしば出血した腫瘍を確認することができる。この腫瘍は食道の通過を障害しがちである。

- 犬における悪性の胃の腫瘍は、伝統的に非常にまれだとみなされてきた（すべての腫瘍の1%未満）。しかしながら、診断技術の絶え間ない進歩のおかげで症例数は増えており、低い罹患率の理由のいくぶんかは過少診断によるものであったことが示唆された。

- 胃のうっ滞は運動低下あるいは幽門閉塞を伴う、進行した胃壁浸潤としばしば関連する。

- 犬の胃腺癌は浸潤の速さと悪性度から、治療は通常不可能である。

- 内視鏡は病変を視覚化し有効な生検組織を得ることを可能にする、理想的な診断法である。間違った結果を避けるため、生検は腫瘍表面の潰瘍領域で行うべきではない。

- 猫では胃がんの主な型はリンパ腫である。生検は炎症と潜在する腫瘍とを鑑別するために行うべきである。

- 胃のポリープは犬ではまれであり、猫ではなおさらまれである。高齢動物において、時々認められるのみである。それらは胃滞留症候群を引き起こす。腺腫性ポリープは最もよく認められる型である。

- 犬の平滑筋腫は通常、胃食道接合部に発生する。これらの腫瘍は潰瘍を生じ慢性的に出血を起こすまでは、しばしば無症候性である。これらは低血糖や胃滞留症候群を引き起こす。通常、広範囲の潰瘍を伴う丸い腫瘤である。

器官別の腫瘍の種類
Cancer types by system

小腸の腫瘍

- 猫では検査所においてさえも炎症とリンパ腫を鑑別することは難しいことがあるため，生検を確実に行うことが不可欠である。

- 小腸の腫瘍の外観は多種多様であるため，生検は不可欠である。

結腸・直腸の腫瘍

- 結腸・直腸の腫瘍は，犬において比較的よく認められる。良性と悪性のポリープの間には著しい違いがある。

- 良性ポリープがより一般的であり，通常は粘膜面への浸潤を伴わず表在性である。外観は通常，糞便塊によって圧迫を受けるため有茎状である。最も発生しやすい部位は直腸もしくは結腸直腸接合部，肛門直腸接合部である。

- 悪性腫瘍は腸と分離することが比較的困難である。場合によっては気づかれずに進行するため，それらは比較的まれである。これらの腫瘍はしばしば診断が遅れるため，予後不良なことが多い。

肛門周囲の腫瘍

- 肛門周囲の腫瘍は犬では一般的であり，大部分は良性である。肛門周囲腺腫は通常多発性で，肛門の周囲に発生する。それらは通常腫大し，潰瘍を生じて出血しはじめる。これらの腫瘍の成長は一般的にテストステロンから刺激を受けるため，およそ90％は高齢の去勢されていない雄に発生する。腫瘍が小さければ去勢は有効な解決法となる。潰瘍化した腫瘍は切除すべきである。

- 大部分の肛門周囲腺癌は，高齢の大型犬もしくは超大型犬の，去勢を受けていない雄に発生する。これらの腫瘍は高い頻度で領域リンパ節に転移するが（20％），通常遠隔部位へは転移しにくい。転移巣はしばしば便秘を引き起こす。外科手術の範囲には直腸と肛門括約筋が含まれることがある。括約筋の50％以上を温存すれば，括約筋機能は維持される。手術後の局所再発と転移がよく認められる。

- 肛門嚢腺癌は主に高齢犬に認められる（95％）。直腸検査が行われない場合，これらの腫瘍はしばしば見落とされる。これらはリンパ節やより遠隔の部位にも転移する。高カルシウム血症が症例の25％で観察される。侵襲性が高い腫瘍は，外科手術は困難である。

7

眼の腫瘍
Tumours of the eye and orbit

器官別の腫瘍の種類
Cancer types by system

眼の腫瘍

　犬と猫の眼の腫瘍は眼球の前部や眼瞼に発生することが多い。また眼窩から発生することもある。

通常，犬の眼の腫瘍は良性である。一方，猫では悪性であることが多い。

　眼の新生物に対応する際には，良性であっても問題が発生しうるため，外科手術が必要となることを頭に入れておく必要がある（Figs. 1, 2）。

眼瞼の腫瘍

犬の眼瞼腫瘍
　眼の腫瘍で好発し，多くは良性である。そのうち，**マイボーム腺腫**が最も多く発生する（Figs. 3-8）。この腫瘍は乳頭状に増殖し，通常は眼瞼縁から外方性に増殖する。シー・ズー，スタンダード・プードル，コッカー・スパニエルはこの腫瘍の好発犬種である。これらの犬種は皮膚の皮脂腺腫も好発する。

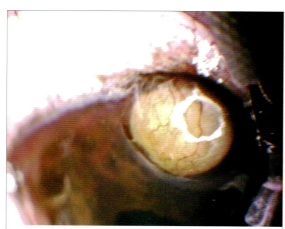

Figure 1. 角膜上皮から発生した良性腫瘍

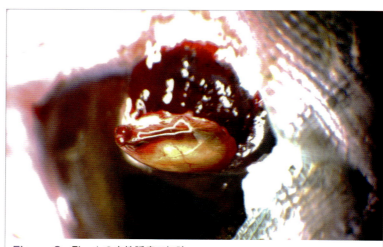

Figure 2. Fig. 1 の良性腫瘍の切除

眼の腫瘍 7

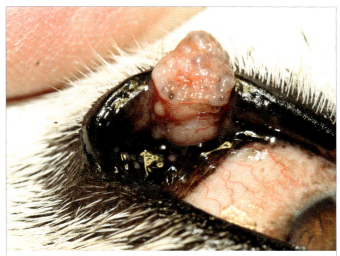

Figure 3. マイボーム腺腫

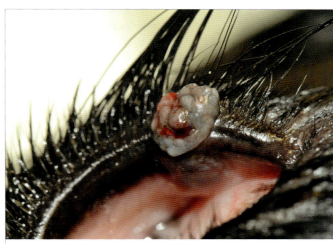

Figure 4. 潰瘍化し軽度に色素沈着したマイボーム腺腫

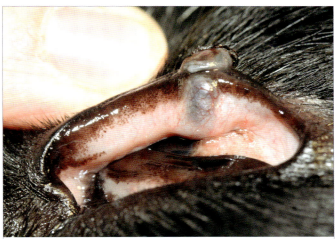

Figure 5. 潰瘍化したマイボーム腺腫。眼瞼内面に拡大した腫瘍が観察される

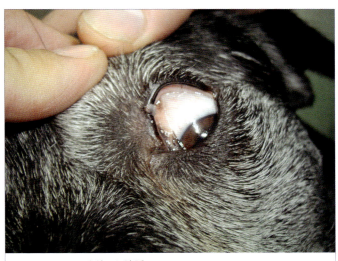

Figure 6. マイボーム腺腫

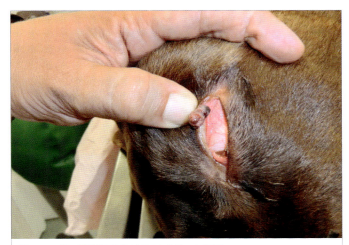

Figure 7. 眼瞼縁におけるマイボーム腺腫

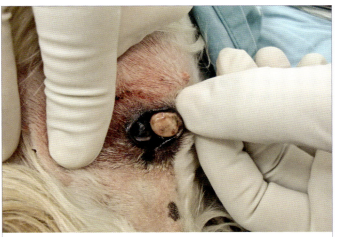

Figure 8. 上眼瞼におけるマイボーム腺腫

器官別の腫瘍の種類
Cancer types by system

　良性の黒色腫（メラノーマ）は，犬において眼球に好発する腫瘍のひとつであり，時にイボと混同することがある（Figs 9, 10）。通常は外眼瞼に発生する。**悪性黒色腫の発生はまれである。**

　組織球腫は通常，若齢動物に発生する良性腫瘍である。急速に増殖するが，1 cmを超えることは滅多にない。通常，組織球腫は赤く，無毛な塊として出現する。また，眼瞼の組織球腫は皮膚の組織球腫と同様の経過をたどる（Figs. 11-13）。

　乳頭腫あるいはイボは若齢〜高齢の動物に発生する。眼瞼のどの位置でも発生し，角膜にも発生する（**扁平上皮乳頭腫**）。外科手術で完治する（Fig. 14）。

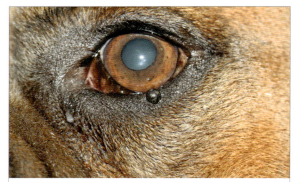

Figure 9. 良性黒色腫

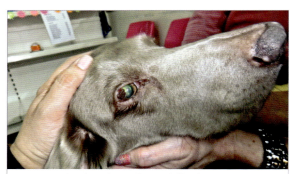

Figure 10. 上眼瞼に発生した良性黒色腫

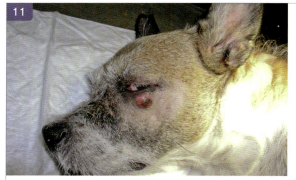

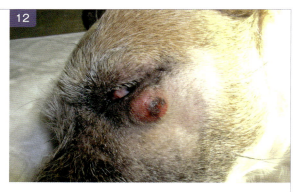

Figures 11, 12. 下眼瞼に発生した組織球腫

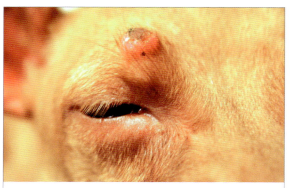

Figure 13. 上眼瞼に発生した組織球腫

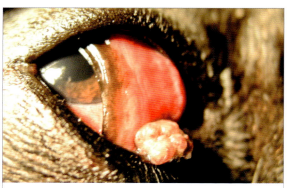

Figure 14. 下眼瞼に発生した乳頭腫

猫の眼瞼腫瘍

猫の眼瞼腫瘍は犬の眼瞼腫瘍と異なり，多くの場合で悪性と診断される。これらの腫瘍は扁平上皮癌(Fig. 15)，基底細胞癌，肥満細胞腫や線維肉腫が挙げられる。

すべての腫瘍は無毛で充血性であり，潰瘍化することもある。猫の眼瞼腫瘍では通常，眼の機能を保つため大手術が必要であり，再発を防ぐために術後補助療法も必要となる。

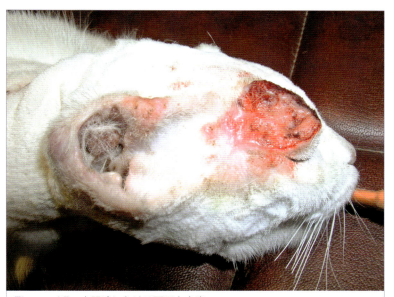

Figure 15. 上眼瞼における扁平上皮癌

肥満細胞腫は通常，結膜より眼瞼に発生することが多い。結膜の肥満細胞腫は皮膚のグレーディングシステムとは異なっている。眼瞼の肥満細胞腫は低あるいは中間のグレードの肥満細胞腫であり，良性の臨床経過をたどる。そこで，外科手術時のマージンは皮膚の肥満細胞腫ほど重要ではない。

器官別の腫瘍の種類
Cancer types by system

その他の腫瘍

ほかに好発する悪性腫瘍としては，**血管腫**と**結膜の血管肉腫**である。これらの腫瘍は局所再発が頻繁に起こるが，転移はまれである。通常は瞬膜(Fig. 16)と眼球結膜に発生する。これらの腫瘍の発生は紫外線の曝露と関連性があるといわれている。

結膜輪部（上強膜）の黒色細胞腫は良性腫瘍とされており，犬でまれに発生し，猫での発生はさらにまれである。ジャーマン・シェパード・ドッグが好発犬種とされている。本腫瘍は結膜輪部で色素を有する腫瘤としてみられ，角膜や強膜にかけて浸潤する。治療法としては多岐にわたる手法が用いられ，凍結手術，レーザー手術や外科手術が挙げられる。

結膜のメラニン細胞性腫瘍は通常，悪性黒色腫である。本腫瘍は低色素性，多くが多巣性で高度な浸潤性や高い再発率を示すが，転移はまれである。

結膜の黒色腫と結膜輪部の黒色細胞腫は混同しやすく，前者は悪性であることが多い。眼の徴候を丹念に検査し，隅角鏡検査法などの手法を用いて両者を同定する。

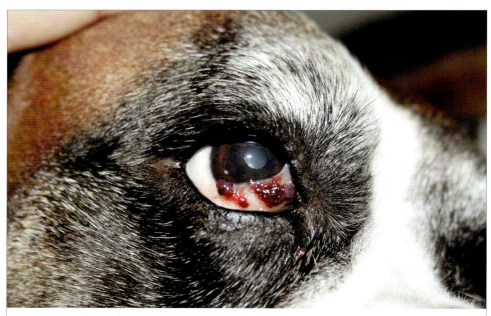

Figure 16. 犬の瞬膜に発生した血管肉腫

眼内腫瘍

　犬と猫の眼内腫瘍はかなり異なっており，多くは前部ぶどう膜を侵す。それゆえ，大体は検査時に病変に気づく。最も一般的な臨床症状はぶどう膜炎であり，次いで緑内障である。一般的に飼い主は虹彩の色の変化や瞳孔の形の変化に気づき，その変化は特に猫において顕著である。ほかの臨床症状としては疼痛，眼瞼痙攣，流涙，眼をこする，発赤，角膜浮腫がみられる。透明な虹彩の動物では，**虹彩の過度な色素沈着**も臨床症状として認められる。

　黒色腫が犬と猫で好発する眼内腫瘍である(Figs. 17, 18)。罹患動物は通常9歳以上である。犬では表面が濃く色素沈着した小型で軽度に隆起する結節としてみられ，透光性や徹照像をみない。転移能が低い可能性がある良性腫瘍であるものの，周囲の構造を破綻させ視覚異常を誘発することもある。本腫瘍はぶどう膜，結膜輪部，脈絡膜に位置する。猫での本腫瘍は悪性である。虹彩での色素沈着は明確ではない。もし目に見えていても，非常に明らかではなく非対称性である。

猫の虹彩のびまん性黒色腫は，猫の悪性眼内腫瘍で最も好発する腫瘍である(Figs. 19-22)。非常に予後が悪く，死亡率は50％にもなる。本腫瘍は通常，片側性で数カ月～数年かけて増殖し，虹彩に少しずつ色素沈着が認められる(Figs. 23-25)。色素沈着が高度になった際には，通常は虹彩表面の構造に変化(肥厚)がみられ，瞳孔の組織変化はもちろん可動性も低下する。これは眼房水中に色素が出現することに伴う変化である。緑内障は大体が最終ステージに認められる。転移は眼球摘出数年後でも発生する。

　メラニン細胞性腫瘍は，初期段階では非腫瘍性の色素沈着と同様の症状を示すため，確定診断をすることは困難である。

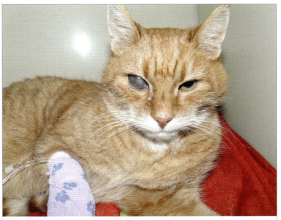

Figure 17. 二次性のぶどう膜炎を発症した悪性黒色腫の猫

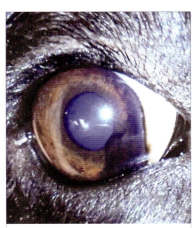

Figure 18. 角膜縁と虹彩に浸潤した眼内黒色腫

器官別の腫瘍の種類
Cancer types by system

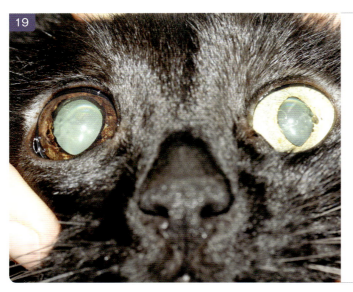
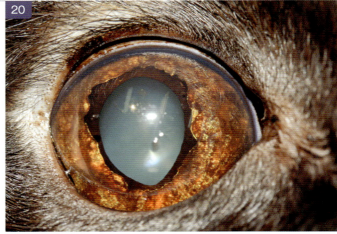

Figure 19. 虹彩のびまん性黒色腫
Figure 20. Fig. 19 の拡大像

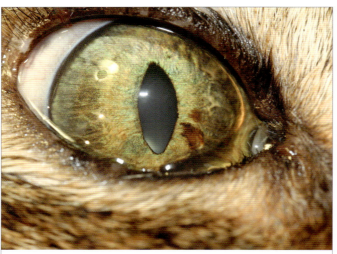

Figure 21. 虹彩のメラニン色素沈着。注意すべき所見

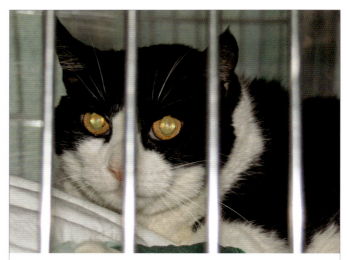

Figure 22. 初期段階の両側性のびまん性メラニン色素沈着

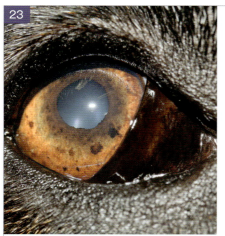
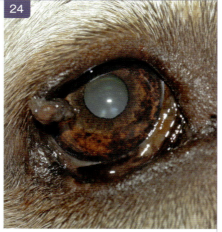

Figures 23, 24. 虹彩のびまん性メラニン色素沈着。進行した色素沈着

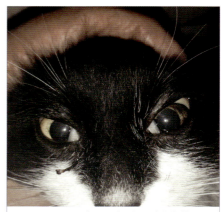

Figure 25. 左眼におけるびまん性メラニン色素沈着。眼球の症状のみでなく、肝臓への転移がみられた症例

虹彩毛様体上皮性腫瘍，腺腫や腺癌（Figs. 26, 27）は犬において2番目に好発する眼内腫瘍であるが，猫での発生はまれである。虹彩の外層上皮や毛様体から発生し，通常は非色素性（ピンク色がかっている白色）や色素性で胞巣状の腫瘍で表面の血管新生が豊富である。

このような腫瘍において，突然の出血がよく発生する（前房出血）。原因不明の眼内出血がみられた際には，これらの腫瘍を鑑別疾患に入れる必要がある（Figs. 28-30）。

創傷後肉腫／原発性眼球肉腫は猫においてよく発生し，悪性度が高く（致死率は90％以上），眼や眼球内水晶体に関連した事故の数カ月あるいは数年後に発生することが多い。このタイプの腫瘍は，猫において自然発生性水晶体胞の破綻と鑑別する必要性がある。水晶体への破損や慢性ぶどう膜炎は危険因子である。このタイプの肉腫の発生は，白内障の手術や脱核後の義眼の使用と直接的に関連があるといわれている。

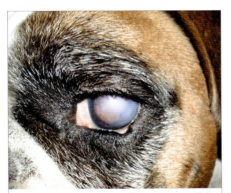

Figure 26. 左眼に発生した虹彩毛様体腺癌

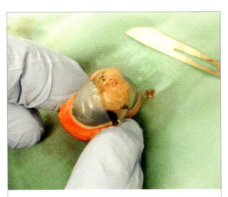

Figure 27. 摘出された虹彩毛様体腺癌

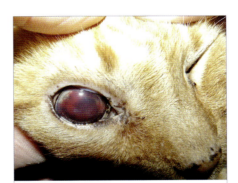

Figure 28. 虹彩の黒色腫によって前眼房に発生した突然の出血

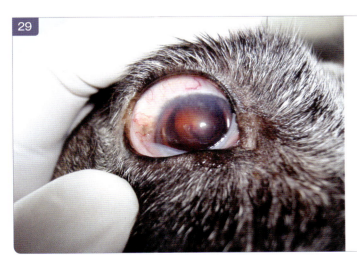

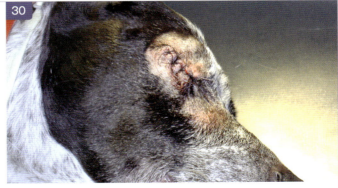

Figure 29. 後眼房での癌によって発生した眼内出血（犬）
Figure 30. Fig. 29の眼球摘出後

器官別の腫瘍の種類
Cancer types by system

眼窩腫瘍

　眼窩腫瘍は通常，悪性で増殖が遅く，発見も遅い。眼窩腫瘍は一見して痛みがなさそうであり，複雑な眼窩の構造のうちのほかの成分から成り立っているかのようにみえる。眼窩腫瘍は犬と猫の8歳以上で発症する。眼窩組織や周囲組織から発生すると考えられている。発見が遅いためか，これらの腫瘍は通常，予後が悪いことが多い（Figs. 31-35）。

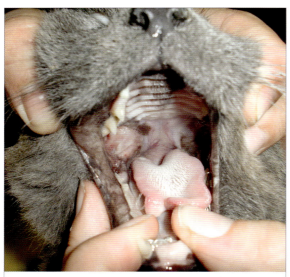

Figure 31. 眼球後方から発生した扁平上皮癌で二次的に眼球突出がみられた

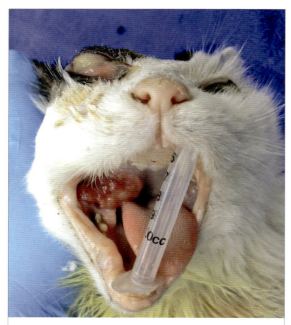

Figure 32. 眼球後方から発生した扁平上皮癌による二次的な眼球突出によって，眼球に重大な損傷がみられた

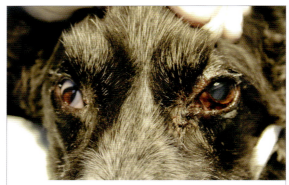

Figure 33. 眼窩後方へ浸潤した鼻腔腫瘍によって眼球突出がみられた

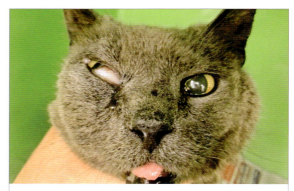

Figure 34. 眼球後方で発生した扁平上皮癌によって眼球突出がみられた

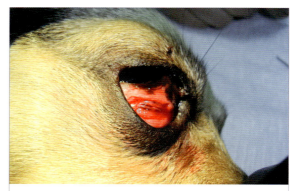

Figure 35. 眼窩の髄膜腫と診断された眼窩後方での腫瘍によって引き起こされた眼球突出

眼窩の髄膜腫は，犬の眼窩腫瘍のなかで多くみられ，頭蓋内の髄膜腫とは異なる。本腫瘍は増殖が遅いが，視神経周囲へ浸潤するため，外科的摘出が非常に困難である。眼球突出や超音波検査において眼球後方での腫瘤として明らかとなる。

眼窩の結節性腺腫は犬の眼窩腫瘍のうち発生率が2番目に高い。結膜腺から発生する。これらの腫瘍は通常は良性であり，結節性で透明でもろく，十分なマージンの確保が困難であるため，再発する傾向がある。

瞬膜腺の腫瘍

瞬膜腺（浅第3眼瞼腺）の腫瘍は犬で発生する。多くは浸潤性の高い悪性腫瘍の腺癌である（Figs. 36-38）。安全なマージンを確保するためには眼球摘出が最適な手段である。

二次性の眼球内腫瘍

二次性の眼球内腫瘍は，近位あるいは遠位から血行性に起こる転移が挙げられる。両側性に発生することが特徴的であるものの，同時進行的に両側での発生がみられないケースもある。眼球血管膜が最も転移しやすい場所である。臨床症状として最もみられるのはぶどう膜炎と二次性の緑内障である。

リンパ腫は犬と猫において最もみられる転移性腫瘍である（Figs. 39-41）。前眼房に白色様の腫瘤として認められることが多い。典型的な症状としては，犬では，両側性の前ぶどう膜炎であり，猫では腫瘤の存在が挙げられる。

眼球内リンパ腫は通常，多中心性リンパ腫の伸展の結果としてみられる。しかしながら，原発性の眼球内リンパ腫の発生もある。眼房水の細胞学的検査が診断に役立つ。

器官別の腫瘍の種類
Cancer types by system

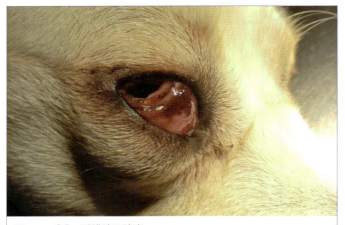

Figure 36. 瞬膜腺の腺癌

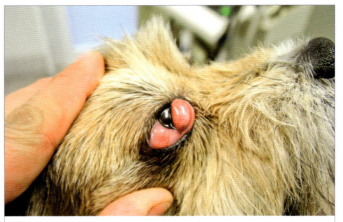

Figure 37. 瞬膜腺の腺癌と二次的に眼球の外縁に腺癌が認められた犬

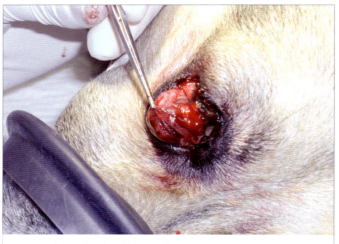

Figure 38. 瞬膜腺の腺癌の切除

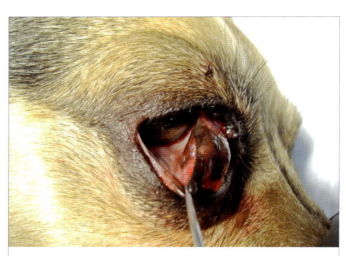

Figure 39. 瞬膜腺に発生したリンパ腫

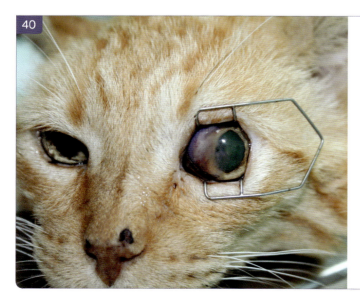

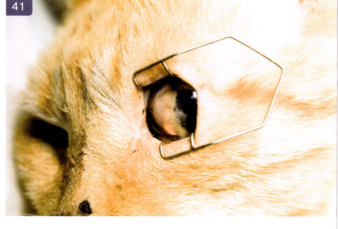

Figures 40, 41. 原発性眼球内リンパ腫。虹彩と角膜炎への波及がみられる

眼の腫瘍

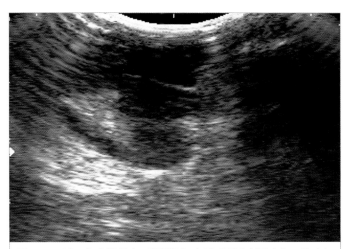

Figure 42. 超音波検査で後眼房における腫瘤が示され，腺癌と診断された

診断的検査

超音波検査は重要な診断ツールである（Fig. 42）。

7.5〜12 MHz の周波数が典型的に角膜へ使用される。この検査は一般的に動物の眼瞼を開けたまま局所麻酔でも十分に許容できる。

生検は発生しうる副作用に関連して動物の視覚を喪失させるリスクがあるため，有益ではない。

治療

外科手術は，再発を防ぐために安全なマージンを確保できる場合には，眼瞼に発生した腫瘍の治療として少なくとも第一選択肢に挙がる。

眼窩への浸潤がみられない場合には，眼球摘出が治療の選択肢となる。多くの場合，眼球摘出で根治する。

他の治療の選択肢としては，レーザー光凝固術が挙げられる。

重要なことは，摘出したサンプルを検査所へ提出し確定診断を得ることであり，また，一方が明確に罹患していない場合でも両眼の検査を実施することである。

 専門医の見解

- 眼の腫瘍は犬と猫ともに好発する。

- 眼の腫瘍は盲目や時に死に至ることもある。

- 眼の腫瘍について十分な知識を得ることは，正確な予後を知るために必要なことである。

- 重要な因子としては，動物種，発生部位，腫瘍のタイプや腫瘍の大きさが挙げられる。

- 良性腫瘍は発生部位や占領する領域によって重大な問題を引き起こすこともある。

8

四肢の骨肉腫
Tumours of the extremities
Osteosarcoma

器官別の腫瘍の種類
Cancer types by system

四肢の骨肉腫

　骨肉腫は骨細胞の前駆細胞に由来する悪性間葉系腫瘍である。本腫瘍は主に高齢の大型犬種で認められるが，他の犬種や雑種であっても高齢犬で発生する。罹患する位置にもよるが，治療に反応しない重度の炎症，跛行が特徴的である（Figs. 1, 2）。

　骨肉腫は局所的および遠隔組織にも**非常に侵襲的な腫瘍**である。通常は，慢性あるいは急性の跛行の主訴があり，時に進行性の慢性跛行としてみられる。跛行がみられる少し前に外傷がみられることもあり，その場合は診断を迷わせることもある。鎮痛薬や抗炎症薬による治療は，はじめは効果が認められるが最終的には奏功しなくなる。

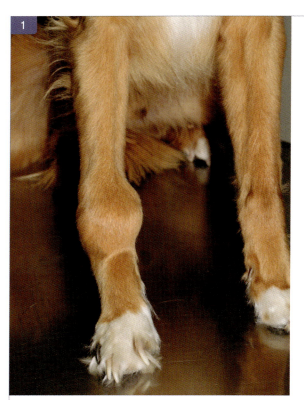 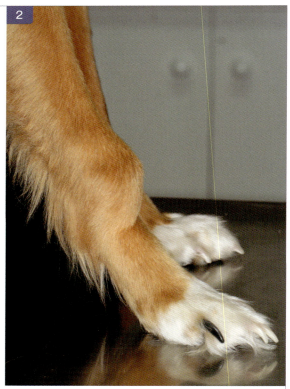

Figure 1. 腫瘍によって崩壊し，正常な肢の角度を喪失した進行性の炎症。骨折のリスクがある
Figure 2. Fig. 1 の側面の拡大像。骨腫瘍に反応して認められた軟部組織の炎症に注意

四肢の骨肉腫

骨肉腫：統計データ

- 骨肉腫は，骨腫瘍のうち最も発生頻度が高く，骨に関連した悪性腫瘍の85%を占める。約75%は体肢骨格（四肢）で発生し，25%は体軸骨格で発生する（Heyman et al., 1992）。
- **種**：猫より犬で発生する頻度が高い。猫での発生はまれとされている（Figs. 3-5）。
- **犬種**：グレート・デーン，セント・バーナード，ロットワイラー，ジャーマン・シェパード・ドッグ，ラブラドール種，グレーハウンドやスパニッシュ・グレイハウンドのように骨肉腫の発生率が高いとされている犬種は存在しているが，犬種よりも体格や体重が重要な危険因子である（Figs. 6-13）。
- **性別**：通常，雄は雌よりも発生頻度が高い（1.1～1.5：1）。
- 骨肉腫は**長骨の骨幹端**でよく発生する。
- **前肢**は後肢よりも発生頻度が高く，後肢の発生の場合は**左後肢**であることが多い（Couto and Moreno, 2013）。
- **橈骨遠位端**と**上腕骨近位**は解剖学的位置として最も罹患しやすい部位である。
- 体重が15 kg以下の犬の場合，**大腿骨**が最も骨肉腫の発生頻度が高い位置である（Liptak and Ehrhart, 2007）（Figs. 14, 15）。
- Heymanらによると，1986～1989年に発生した体肢骨格以外の部位での骨肉腫の116症例（すべての骨肉腫症例のうち約25%を占める）のうち，発生部位の頻度は以下に示す通りである。
  - 下顎…27%
  - 上顎…22%
  - 脊椎…15%（Figs. 16, 17）
  - 頭蓋骨…12%
  - 肋骨…10%（Figs. 18, 19）
  - 鼻腔内…9%
  - 骨盤…5%

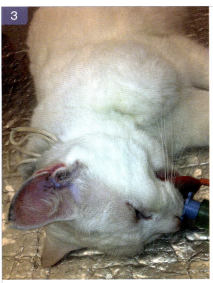 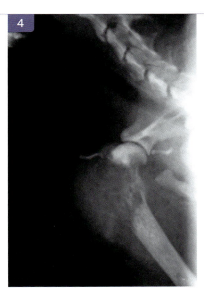 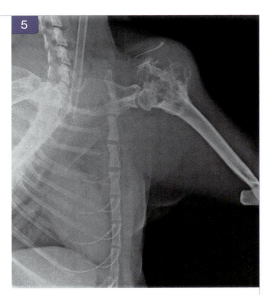

Figure 3. 猫の上腕骨近位に発生した骨肉腫
Figure 4. Fig. 3の症例の前後方向のX線画像
Figure 5. Fig. 3の症例の別方向でのX線画像。骨肉腫の浸潤と軟部組織の炎症が確認される

器官別の腫瘍の種類
Cancer types by system

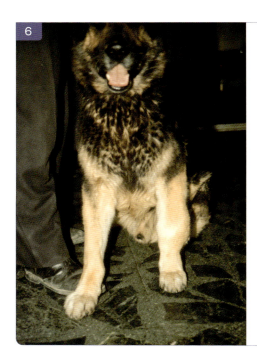
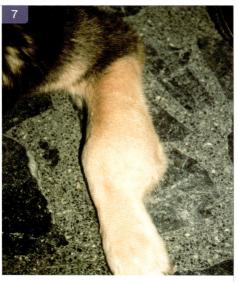

Figure 6. ジャーマン・シェパード・ドッグの橈骨遠位端に認められた骨肉腫
Figure 7. Fig. 6 の拡大像

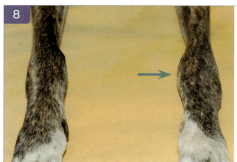
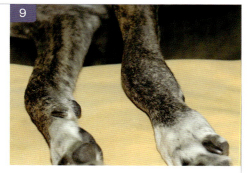

Figure 8. スパニッシュ・グレイハウンドの前肢の比較（背側）。左前肢の肥厚に注意（矢印）
Figure 9. Fig. 8 の側面像

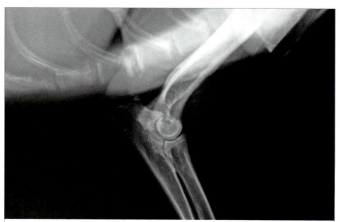

Figure 10. ジャーマン・シェパード・ドッグにおける上腕骨遠位端の骨肉腫の初期段階

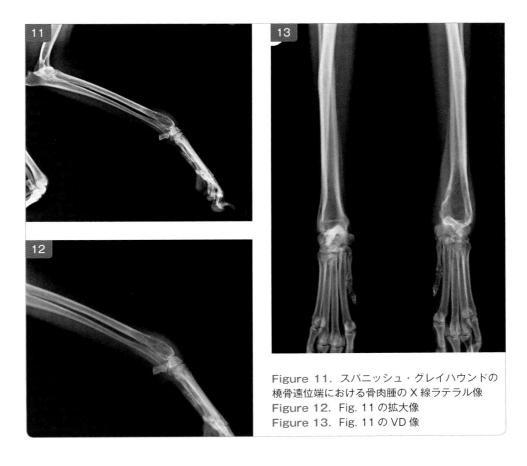

Figure 11. スパニッシュ・グレイハウンドの橈骨遠位端における骨肉腫の X 線ラテラル像
Figure 12. Fig. 11 の拡大像
Figure 13. Fig. 11 の VD 像

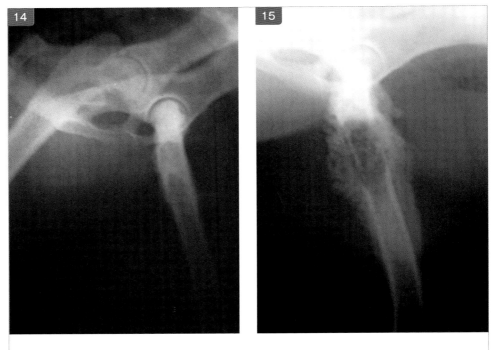

Figure 14. 雌のコッカーの大腿骨近位の骨肉腫の初期段階の X 線画像
Figure 15. Fig. 14 と同じ症例。骨肉腫により放射状を呈している X 線画像

器官別の腫瘍の種類
Cancer types by system

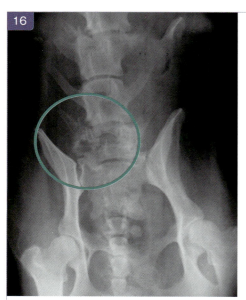
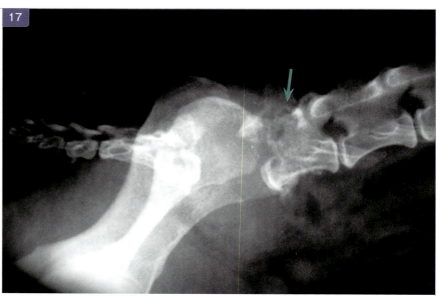

Figure 16. 犬の脊椎の骨肉腫のX線画像（L7）（丸印）
Figure 17. Fig. 16と同じ症例。脊柱が放射状を呈し正常な脊椎のX線像が消失している（矢印）

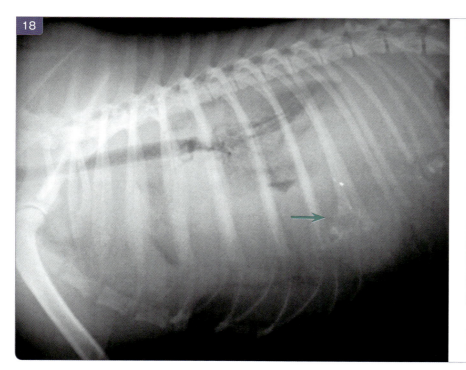
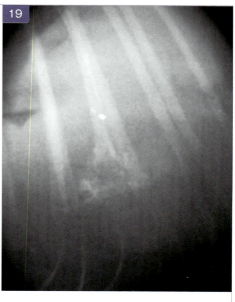

Figure 18. 犬の肋骨の骨肉腫のX線画像（矢印）
Figure 19. Fig. 18の拡大像

> **専門医のメモ**
>
> 骨の腫瘍は骨肉腫が最も発生頻度が高い（90％）ものの，ほかの腫瘍（乳腺腫瘍や前立腺腫瘍）の骨転移や，骨肉腫ではない軟骨肉腫や血管肉腫，線維肉腫など，ほかの新生物が骨を侵すこともある。

病因

骨肉腫の発生原因は不明であるが，臨床学的，環境学的，身体的な徴候から，骨折や電離放射線が悪性骨腫瘍の発生と関連があるとされている。また，ウイルスが原因ともいわれている。

すべての危険因子を別々ではなく一緒に分析する必要がある。なぜなら，ひとつの因子で腫瘍の発生を説明することは不可能であり，疾病素因を再検討するうえですべての因子（環境，遺伝的など）を分析することで，がんの起源に関する永遠の疑問や予防ならびに初期診断のプロトコルを発展させる答えを導き出せる可能性もあるためである。

身体的因子

通常の体重や成長板の微小な外傷による影響が，長骨の骨幹端における骨肉腫やほかの悪性骨腫瘍の発生の根底にあるかもしれない。

骨接合術時に使用する金属インプラントや締結ワイヤ，髄内ピンが，骨肉腫やほかの悪性骨腫瘍との直接的な身体的危険因子になりうる。

また，電離放射線が悪性骨腫瘍の発生原因に重要な役割を果たしている。

遺伝的素因

骨肉腫の病因にはほかの腫瘍と同様に p53 の遺伝子変異の関与が強く示唆されている。

この遺伝子は変異のある DNA や異常 DNA をアポトーシスに誘導するが，この遺伝子の変異は多くの悪性腫瘍に共通である。p53 やほかのがん抑制遺伝子に変異が起こると破損遺伝子を"掃除する"能力が不全となり，腫瘍の発達へと進展する。

血行性経路は骨肉腫の転移として一般的な経路であり，肺が臓器のうちで最も転移がみられる。リンパ性経路よりも血行性経路が優位であるため，領域リンパ節への転移（前肢では腋窩リンパ節，後肢では鼠径リンパ節）はまれである。

臨床徴候

四肢

体肢骨格における骨肉腫でみられる臨床徴候は一貫して同様で，歩行困難，跛行や浮腫にみられるような不快感や疼痛感，触知可能な固形腫瘍の発達などである。疼痛は X 線での画像的変化に先行してみられる。歩行困難は通常は進行が緩徐で，常用される鎮痛剤や非ステロイド系抗炎症薬（NSAIDs）の治療に反応しない。

器官別の腫瘍の種類
Cancer types by system

　関節の炎症やX線の画像的変化が明確にみられる前での診断は困難である。体格，犬種，解剖学的位置に基づいた疑いから，獣医師は骨内や皮質での微細な病変を追っていく必要がある(Fig. 20)。骨のみでなく，腫瘍周囲の軟部組織などのX線の画像的異常の進行(Figs. 21, 22)は悪性腫瘍の存在を示唆する。

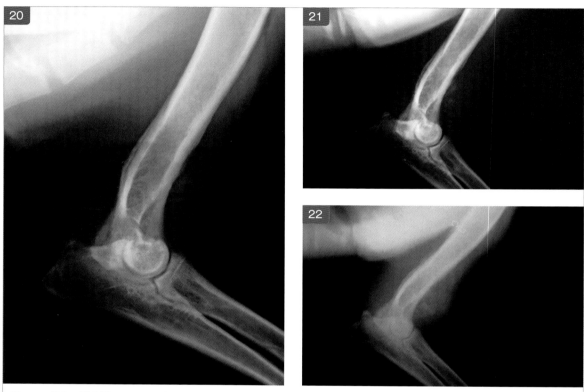

Figure 20. 雌のジャーマン・シェパード・ドッグの遠位上腕骨に発生した骨肉腫のX線画像。初期のX線検査での異常が明確である
Figure 21. Fig. 20と同じ症例のX線検査の進行した画像変化
Figure 22. 臨床徴候の進行。腫瘍周囲の軟部組織の異常に注目

コッドマン三角

コッドマン三角は，骨肉腫の特徴的かつ指標的徴候である。腫瘍性と健康な骨の間の移行帯において，多くの症例で骨膜の上昇(コッドマン三角)が初期の悪性腫瘍の状態と考えられている。ただし骨膜下の挫傷や炎症反応などの非腫瘍性の反応でもコッドマン三角はみられるため，この考え方を否定する者もいる(Garcia Real, 2013 ; Ehrhart, Ryan and Fan, 2013)。

体軸骨格

体軸骨格の骨肉腫の臨床症状は，腫瘍が発生した位置によって決まる。
- 下顎位：口の開閉時の疼痛，咀嚼や唾液分泌の困難
- 眼窩位：眼球突出，流涙症，局所の眼の症状
- 顔面骨：顔面の変形，圧痛，浮腫
- 脊椎位：神経学的症状，疼痛，圧痛

全身的障害における一般的な臨床症状

これらの症状のタイプは，動物が示すすべての症状を照らし合わせて評価し，悪性骨腫瘍としていったん診断をつけた際の，診断的価値や予後評価において非常に有効である。以下に示す全身的な変化により起こることを頭に入れておく必要がある。
- アルカリホスファターゼ：骨肉腫の予後評価に関連する。
- 高カルシウム血症：まれにみられることもある。
- 高フェリチン濃度
- 低鉄濃度
- 低亜鉛濃度
- 低クロム濃度
- 低タンパク質濃度

組織学的グレードとともに，2番目に予後指標として重要なことは，腫瘍性の骨芽細胞から分泌される血漿中のアルカリホスファターゼ濃度の上昇であり，変化がみられる場合，腫瘍細胞の化学療法への抵抗性が考えられる。手術前後のアルカリホスファターゼ濃度をモニタリングすることで予後についての目安が分かる。通常，予後情報は飼い主の求めるところである。

診断

放射線診断学

X線検査は骨腫瘍が疑われる際に必須な検査方法である。骨腫瘍による骨の微細な変化を視覚化するために良好なコントラストの鮮明なX線画像を作製する必要がある。

骨が明らかな損傷を受けている場合，診断を明確に下せるので，次の段階として細胞診や外科生検を考える。

X線画像に腫瘍性変化がみられないものの，動物が疼痛や機能性を消失しており，対症療法（鎮痛薬や抗炎症薬）に反応がみられない場合には，診断が困難であり，追加の検査が必要となる。このような症例では，定期的に連続して画像を撮影し，病変部の変化がみられないか観察する必要がある。穿刺による細胞診を実施してもよいが，腫瘍性変化がみられないからといって，確定診断から除外してはいけない。

器官別の腫瘍の種類
Cancer types by system

　骨肉腫は悪性で孤在性病変を示し，以下に挙げる解剖学的位置に一致して発生することが特徴的である。
- 上腕骨の近位骨幹端
- 橈骨の遠位骨幹端
- 大腿骨遠位骨幹端
- 脛骨の近位あるいは遠位骨幹端

　X線画像における病変は，骨融解や骨増生（Figs. 23, 24）があり，正常骨と腫瘍性骨の移行部にみられ，針骨状の骨膜反応あるいは"sun-rays"と呼ばれる所見が得られ，正常骨と腫瘍性の骨の間で骨膜が押し上げられる（コッドマン三角）。

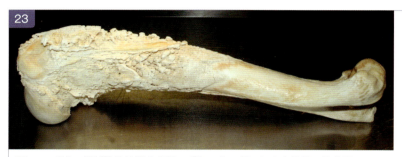
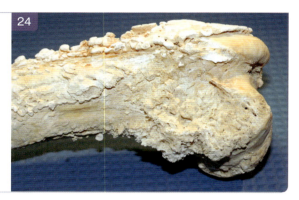

Figure 23. 解剖学的位置の実例：グレート・デーンの上腕骨の骨肉腫
Figure 24. Fig. 23の解剖学的位置の拡大像

　骨肉腫の肺転移を伴う犬において，腫瘍随伴徴候として肥大性骨症がみられることがある。

　四肢においては，線維肉腫と軟骨肉腫やその他の非腫瘍性変化でも同様なX線画像がみられることがある。したがって，不明瞭な骨の融解パターンによって骨肉腫と相同性があるか，以下に示すような疾患との鑑別が重要である。
- 真菌性あるいは細菌性の骨髄炎
- 骨嚢胞
- 他の腫瘍の骨転移
- 多発性骨髄腫や骨性リンパ腫

細胞学的および組織学的診断
　診断のためのサンプルは経皮的な針穿刺や套管針あるいはトレパン針で採取する。簡易な鎮静や局所麻酔ブロックで，動物に不都合なく採取は可能である。
　四肢の手術を実施する必要性がある場合には，確実にサンプルが採取されていること，腫瘍によって脆弱化している骨構造を保持していることを確認しておく必要がある。

四肢の骨肉腫 8

実技の提案

3.5あるいは4Gのタップ(骨接合術で使用し,さらにスクリューを止めるための穴を作製する器具)を使用することで,細胞学的検査および組織学的検査の両方のサンプルを得ることが可能である。採取後の穴は腫瘍性骨の安定性にそれほど影響を与えない(Fig. 25)。

Figure 25. 骨接合術で使用するタップ。本器具は骨肉腫の症例でサンプルを採取するために非常に有用である

針や套管針を使用する場合には,採材エラーを防ぐため別部位から2〜4つのサンプルを採取しておく必要がある。

骨の生検組織は3〜5mm程度必要であり,採取後はホルマリンに浸漬し検査所へ送付する(Figs. 26-28)。

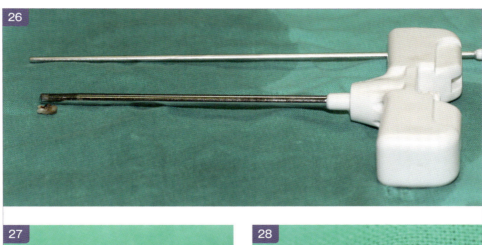

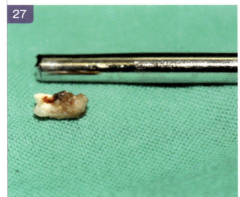

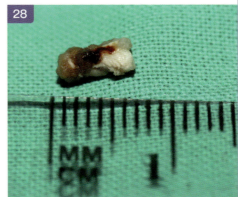

Figures 26-28. 検査所へ送付するための骨組織の採取方法

可能であるならば，組織の一部あるいは別サンプルを保存しておくことを提案する。なぜならば，最初のサンプルが輸送中に損失あるいは損傷した場合，あるいは飼い主がセカンドオピニオンを希望する場合があるからである。

腫瘍の端は反応性の骨要素が存在している可能性があり，その場合，診断が紛らわしくなるため，採取する際に骨の中心を貫通させることを推奨する。また，採取による骨折を防ぐためには1カ所から採取することを推奨する。2カ所以上になると，1カ所よりも骨折を引き起こす可能性が高くなるためである。

専門医のメモ

生検のための良好なサンプル採取は容易ではないため，複数個採取するべきである。病理学者は超能力者ではない。それゆえ，採取したサンプル(先端～中心など)がどれほど正確に病変を示しているかが重要である。採取が正確に実施された場合，正確に診断される確率は93％である。

断脚が必要とみなされる場合，腫瘍の全体(あるいは代表する部位)を組織学的検査に提出することを推奨する。

専門医のメモ

骨肉腫で断脚を実施した飼い主のうち，約90％は必要であるならば断脚を再度実施するという結果が得られている。

8 四肢の骨肉腫

> **専門医の見解**
>
> - 骨肉腫の肺転移が存在していたとしても，通常は最初の手術時には検知できない。X線の3方向撮影で検知率が上がるかもしれない。そのような動物での予後は，治療の有無にかかわらず悪い。
>
> - 骨肉腫の犬における断脚術は，予後を延長させるためでなく疼痛管理のための治療とみなすべきである。手術単独の平均生存期間は約4カ月である。
>
> - 放射線治療は疼痛管理のためには良好な緩和治療である。この疼痛管理の欠点はないが，腫瘍によって破壊された骨が脆弱になり，病的骨折を起こしやすい。
>
> - 化学療法は骨肉腫の動物の生存期間を延長させる。
>
> - アルカリホスファターゼ値の上昇は負の予後因子とみなす。
>
> - 組織学的グレードが高いと予後が悪い。
>
> - 10歳以上の犬の予後は悪い。
>
> - 治療前に血中の単球数やリンパ球数が上昇している場合には予後が悪い。

9

エキゾチックアニマルの腫瘍
Tumours in nontraditional species

器官別の腫瘍の種類
Cancer types by system

エキゾチックアニマルの腫瘍

　ペットとして飼育されるエキゾチックアニマル（以下，エキゾチック種）の増加に伴い，獣医臨床の幅が広がり，獣医師は疾患の診断に対する新たな課題に挑んでいる。

　エキゾチック種の飼い主は，疾患をもつ動物に対して高額な診断と治療を望まないこともあるが，エキゾチック種の腫瘍臨床においては診断と治療の結びつきが特に必要となる。幸いそのような飼い主は例外的で，多くの飼い主は，動物の生活の質を確保するためには，動物の大きさとそれに付随する費用を気にしていない。

専門医のメモ

エキゾチック種における多くの腫瘍が公表され，腫瘍学の新しい基礎がつくりだされている。21世紀の獣医師が直面する課題は，過去のように病理解剖から得る知識の蓄積よりも，むしろ生存する動物へその知識を提供することにある。

　たとえ研究が進んでいる動物において発展の過程が詳細に分かっているものだとしても，獣医臨床における幅広いエキゾチック種とその発展に寄与している人たちの成果は，学会で共有されるべきである。

専門医のメモ

顕微鏡手術や低侵襲技術は，エキゾチック種，特に極小サイズの動物において治療の成功率を向上さる。内視鏡検査の万能性や多様性は多くの診断と治療において重要となる。

エキゾチックアニマルの腫瘍

小型哺乳類や爬虫類において，飼育室内での連続的な紫外線の曝露は，直接的な皮膚腫瘍の発生リスクの一因として実証されている。このケースは人に影響を及ぼす病因や挙動の研究に対して，理想的なモデルとしての役割を果たす。

環境や気候変化のモニターとしての野生動物

野生動物における腫瘍研究においては，環境変化が動物に与える影響や，自然環境で何が起こっているのかといった情報を含むことから，多くの人々にその研究結果を提供することが重要となる。

エキゾチック種に好発する腫瘍

インコの腎臓腺癌

腎臓の腺癌はインコの泌尿器に発生するよくみられる腫瘍である。インコは腎臓実質を骨盤神経が通る特殊な構造をもつため，跛行や巨大化した臓器による腹部膨満は，ともに最も重要な症状となる。その他の臨床症状は尿の変化や多尿である(Figs. 1, 2)。

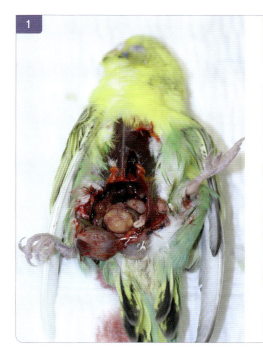
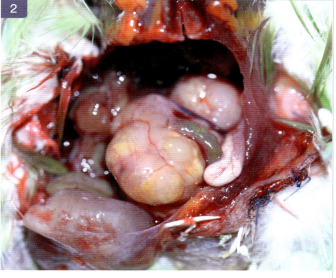

Figure 1. インコの腎臓腺癌(剖検例)
Figure 2. 多量の尿酸塩が尿管に明瞭に認められる(Fig.1 の拡大図)

器官別の腫瘍の種類
Cancer types by system

フェレットの骨肉腫

フェレットにおいて，四肢に鎮痛薬や非ステロイド系抗炎症薬（NSAIDs）による治療に反応を示さない跛行や明瞭な炎症が認められる場合，腫瘍の可能性が示唆される。この場合，X線検査により四肢に骨肉腫と思われる骨融解パターンが検出される。Figs. 3-6 は切除生検により断指術を実施し，骨肉腫と診断された症例である。

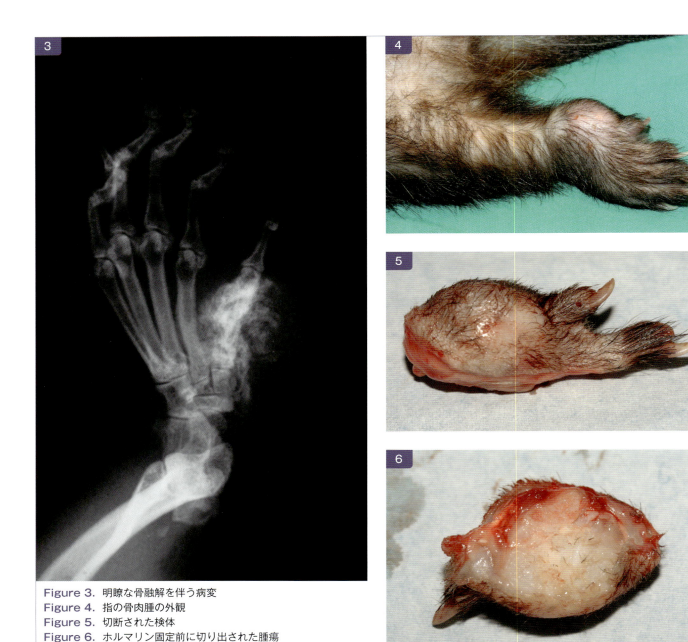

Figure 3. 明瞭な骨融解を伴う病変
Figure 4. 指の骨肉腫の外観
Figure 5. 切断された検体
Figure 6. ホルマリン固定前に切り出された腫瘍

羽包囊胞

　羽包囊胞は皮膚腫瘍の外観に似ているが，羽毛を成長させる羽包に異常があり，新生物とはみなされない。表皮に発生した腫瘤と羽包囊胞の類似点は羽毛内部においての増大だが，鑑別するには剪刀かメスで切開することで明らかになる。多くの品種でこの囊胞は発生し，オウム，インコ，カナリアでは遺伝的要因の可能性がある(Figs. 7-9)。

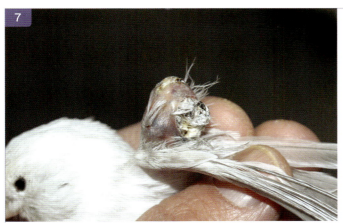
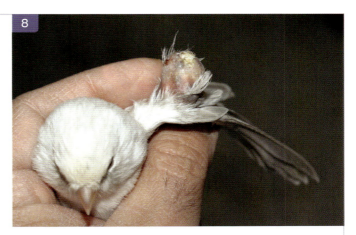

Figure 7. カナリアの翼背面の羽包囊胞
Figure 8. 囊胞の大きさを分かりやすく示した Fig. 7 のカナリア

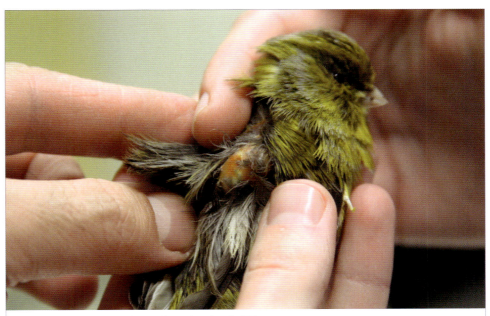

Figure 9. カナリアの他の場所に発生した羽包囊胞

器官別の腫瘍の種類
Cancer types by system

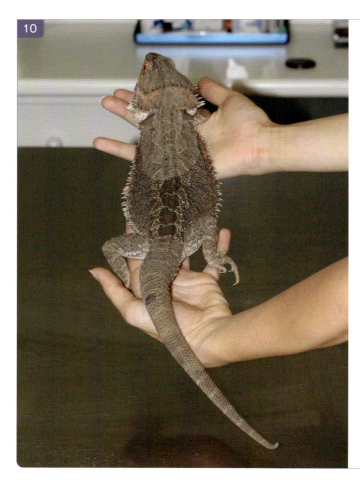
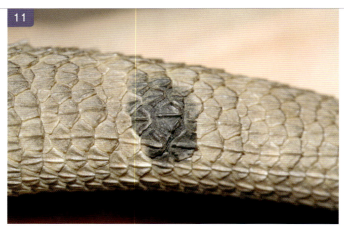

Figure 10. 尾の中央に腫瘍を認めるアゴヒゲトカゲ
Figure 11. Fig.10 の拡大像。尾の中央部分に発生したメラニン細胞性腫瘍
Figure 12. 切開開始の場面
Figure 13. 鱗の模様や配列を考慮して切開
Figure 14. 腫瘍の除去
Figure 15. 色素の増強部位が明らかな腫瘍の拡大像

黒色腫（メラノーマ）や扁平上皮癌

　飼育装置や水槽への人工的な紫外線照射は，上皮細胞を絶え間なく刺激しメラニン細胞性腫瘍（Figs. 10-15）や扁平上皮癌（Figs. 16, 17）の発生率を高めることから，最大の危険因子になっている可能性がある。

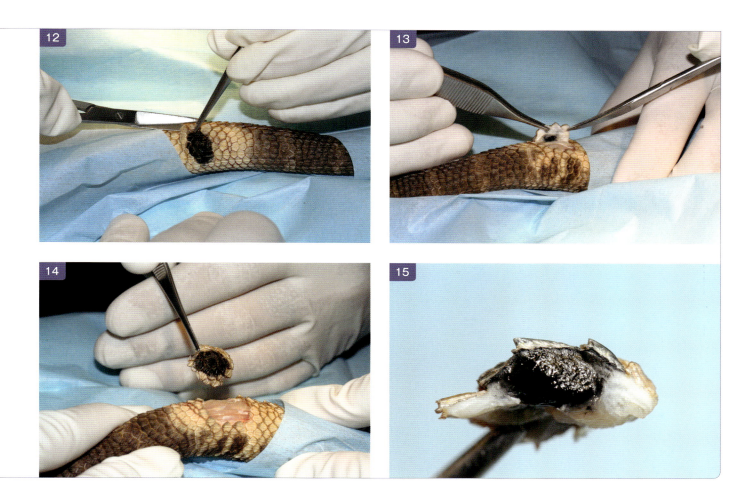
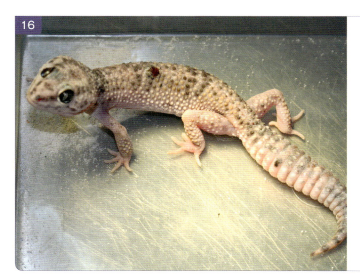
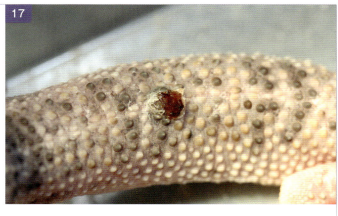

Figure 16. 腹部背側において治癒しない潰瘍病変を認めるヤモリ
Figure 17. Fig.16 の病変の拡大像

器官別の腫瘍の種類
Cancer types by system

ウサギの子宮の腫瘍

　ペットのウサギの子宮腺癌は，生殖器に最も多く発生する腫瘍である。米国ではこの腫瘍は病理学的にも最も多い生殖器腫瘍と報告され，生殖器における病理検査の80％を占める。一方，欧州の研究者ではこの見解は異なるようである（Martin et al., 2007）。この腫瘍の進行はゆっくりで，発情期以外の不正出血がみられるまで無症状である。治療は卵巣子宮摘出術が適応となる（Figs. 18-20）。

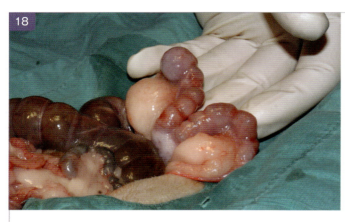

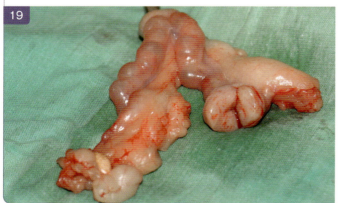
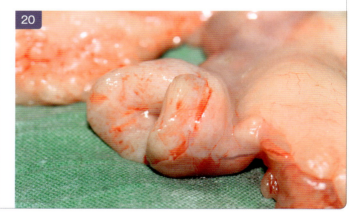

Figure 18. 腫瘍を認めたウサギの子宮
Figure 19. 摘出後の子宮
Figure 20. 腫瘍の割面

リスの腹部（卵巣）腫瘍

　Figs. 21-25の症例では，飼い主は腹部の腫瘤について，リスを屋外に放した際に漆喰をよく食べるので，それが原因と考えた。試験開腹により漆喰の塊説は否定され，腹腔内腫瘤は解剖学的に子宮および卵巣と一致し，卵巣の腫瘍であることが分かった。

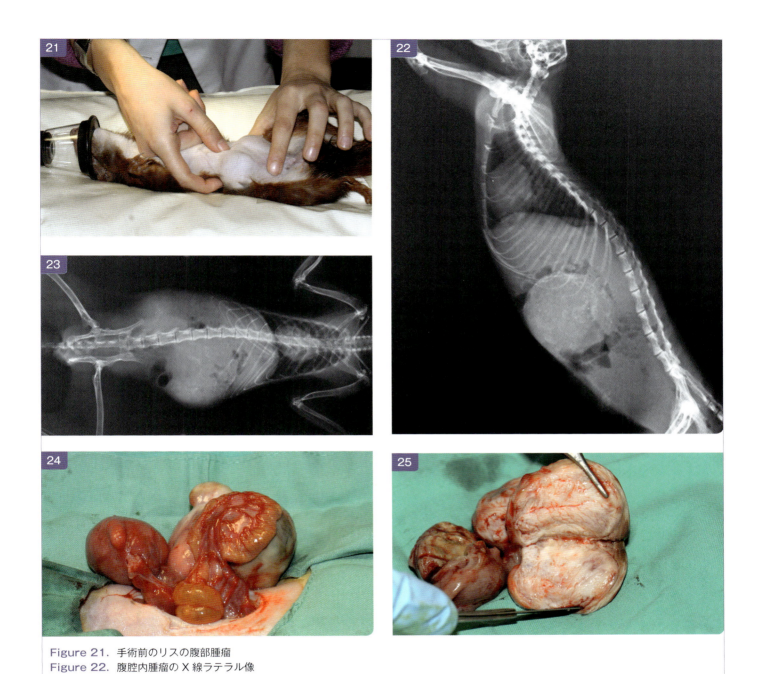

Figure 21. 手術前のリスの腹部腫瘤
Figure 22. 腹腔内腫瘤のX線ラテラル像
Figure 23. 腹腔内腫瘤のX線VD像
Figure 24. 手術中の両側性腫瘍の外観
Figure 25. 摘出後の腫瘍の割面

リスの皮膚における線維腫性腫瘍は，ポックスウイルスにより引き起こされ，野生のリスにおいて重度な病変を引き起こす（米国におけるリスでの記述）。このウイルスはハマダラ蚊属とヤブ蚊属の蚊によって伝播する。

器官別の腫瘍の種類
Cancer types by system

オオタカの肥満細胞腫
Fig. 26 の症例は，尾脂腺の増殖性疾患をもつ 10 歳のオオタカ（*Accipiter gentilis*）である。最初の仮診断では腺に発生した単純な腺腫だったが，組織学的には細胞質内顆粒を伴う円形細胞の存在が明らかになり，尾脂腺の肥満細胞腫と診断された。

ボネリークマタカの胸腺腫
Figs. 27-29 の画像は 20 歳を超えたボネリークマタカ（*Hieraaetus fasciatus*）で，嘴の基底部と接触する頸部腹側面にある丸い皮下腫瘤は，硬く可動性があり滑らかで無痛性である。臨床的，形態的，免疫組織学的特徴に基づいて，胸腺腫と診断された。

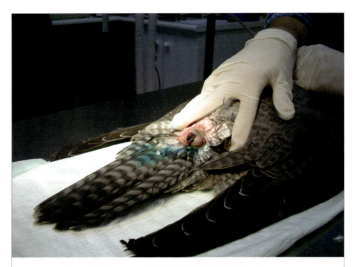

Figure 26. オオタカの尾脂腺に発生した腫瘍病変

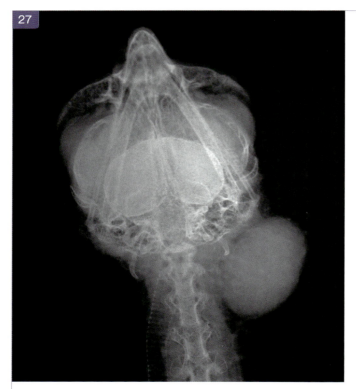

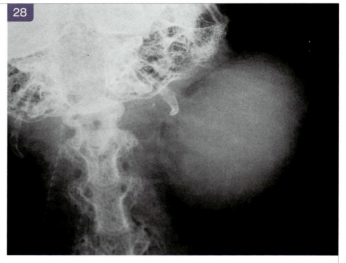

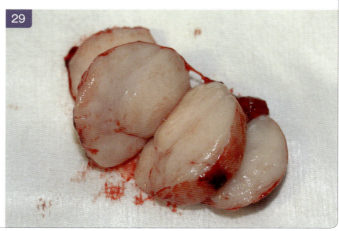

Figure 27. 腫瘍病変の X 線 VD 像
Figure 28. 腫瘍がより詳細に観察できる X 線拡大画像
Figure 29. 摘出された腫瘍の割面。一見，脂肪腫を思わせるが，免疫組織学的に胸腺腫と診断された

胆管癌

Fig. 30の症例はハヤブサ(*Falco peregrinus*)の肝内胆管癌である。鳥籠内で死亡が確認された時には高齢で外観上は異常が認められなかったが，剖検により肝内胆管癌と診断された。死後の病理解剖では肝臓左葉の硬化や腫大，線維性組織の浸潤を伴う大理石様の外観に加えて，体腔内に多量の液体貯留が認められた。

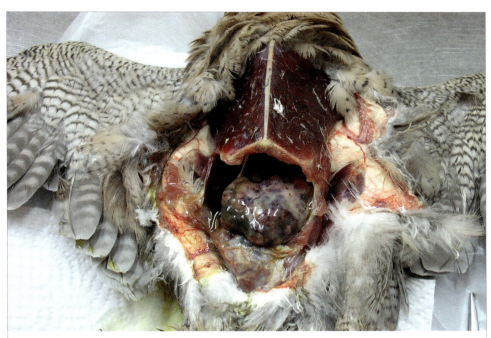

Figure 30. 剖検時に認められた肝臓左葉の明瞭な腫瘍性変化

皮膚の黄色腫

黄色腫は一般的に良性腫瘍として定義され，細胞質に高脂質が含有することが特徴である。Figs. 31, 32は若齢の雄のハヤブサの黄色腫である。このタカにおいては進行が緩慢であったが，徐々に脛足根部の領域に腫瘍が成長した。触診にて脂肪の腫瘤に類似した軟性，可動性のある皮下腫瘤であった。腫瘍を覆っている皮膚は緑黄色であり，猛禽類の普段の灰色の皮膚とは異なっていた。組織学的には脂肪組織の特徴やコレステロール結晶の存在は明らかではなかった。サンプルの一部において線維症が明瞭であり，皮膚の黄色腫と確定診断された。

インコの場合は(Figs. 33-35)，腫瘍の色素沈着が黄色腫を連想させたが，生検で二次的な色素沈着を伴う羽毛腫瘍であることが分かった。

器官別の腫瘍の種類
Cancer types by system

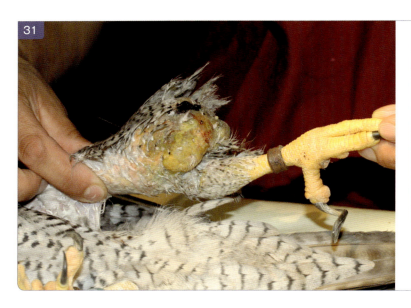
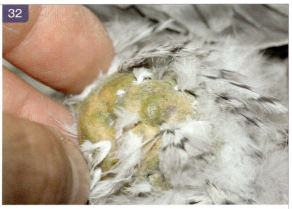

Figure 31． ハヤブサの脛足根部の背面における腫瘍
Figure 32． Fig. 31 の拡大像。明らかな皮下の色素沈着に注目

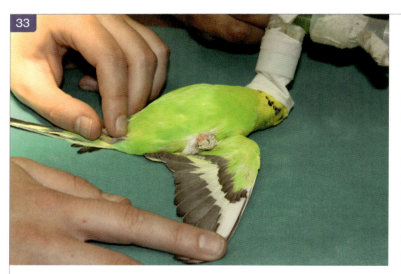
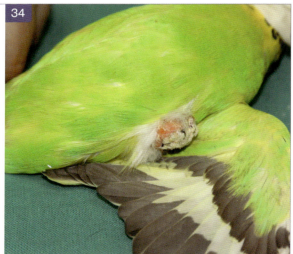
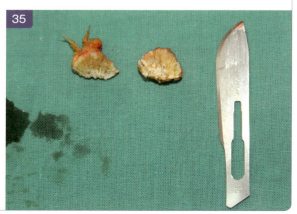

Figure 33． 顕著な脂質沈着を伴う羽包嚢胞を疑った症例。嚢胞の基部は黄色腫に類似している
Figure 34． Fig. 33 の拡大像。腫瘍の表面と基部の明らかな差異に注目
Figure 35． 摘出された腫瘍の割面

ジャンガリアン(ロシアン)ハムスターの外耳道の乳頭腫

悪性上皮性腫瘍はげっ歯類でよくみられる疾患である。それらは皮下組織において無秩序な増殖や急速に進行するものを除けば，通常，良性である。乳頭腫のうち特に出血するものは，耳垢腺癌と鑑別する必要がある(Figs. 36, 37)。

その他のエキゾチック種の腫瘍の画像をFigs. 38-65に示す。

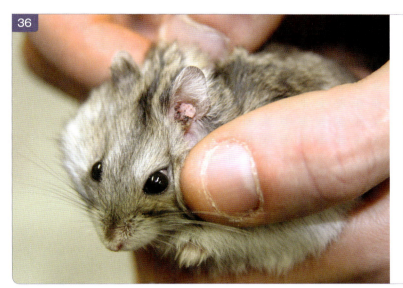
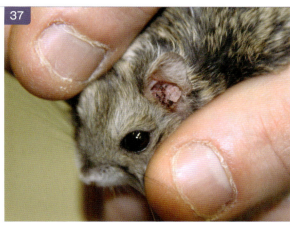

Figure 36. 外耳道の開口部を塞いでいる乳頭腫
Figure 37. 自身で掻いて生じた明瞭な外傷

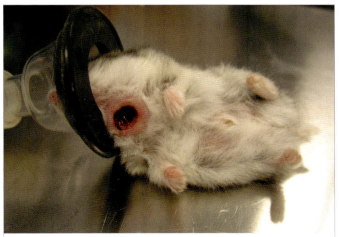
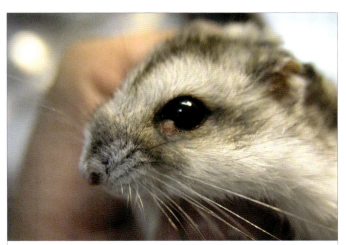

Figure 38. ジャンガリアンハムスターの潰瘍を伴う皮膚腺癌
Figure 39. ジャンガリアンハムスターのマイボーム腺腫

器官別の腫瘍の種類
Cancer types by system

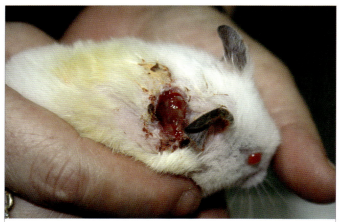
Figure 40. ハムスターの頚部皮膚に発生した悪性円形細胞腫瘍

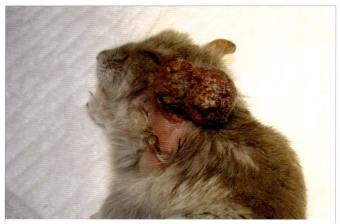
Figure 41. ジャンガリアンハムスターの上皮系由来の悪性腫瘍

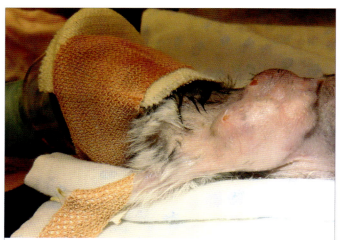
Figure 42. ジャンガリアンハムスターの左前肢に発生した間葉系腫瘍

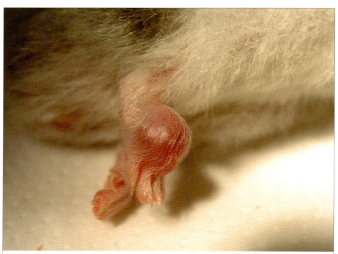
Figure 43. ハムスターの肥満細胞腫

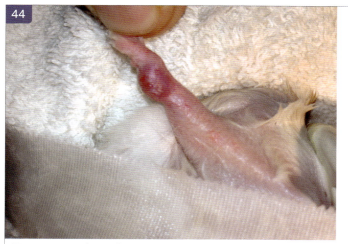
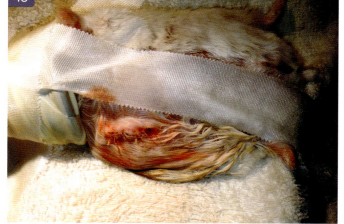
Figure 44. ジャンガリアンハムスターの前肢の手根部に認められた肥満細胞腫
Figure 45. Fig. 44 と同じ症例。病変の前肢を切断した後の画像

エキゾチックアニマルの腫瘍

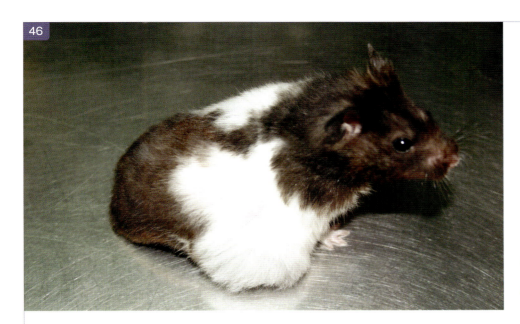

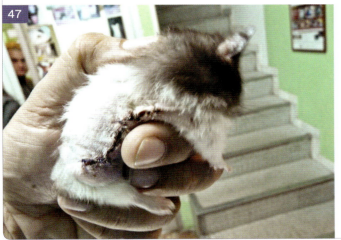

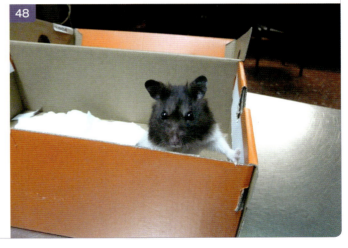

Figure 46. ハムスターの腹部に発生した低悪性度の間葉系腫瘍
Figures 47, 48. Fig. 46 と同じ症例。腫瘍切除後のハムスター

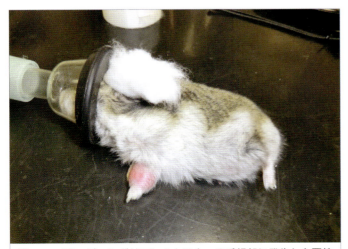

Figure 49. ジャンガリアンハムスターの手根部に発生した悪性円形細胞腫瘍

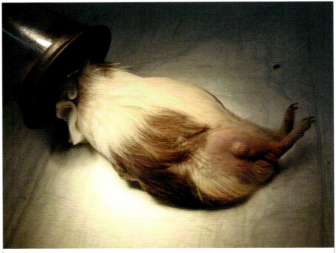

Figure 50. モルモットの皮膚癌

器官別の腫瘍の種類
Cancer types by system

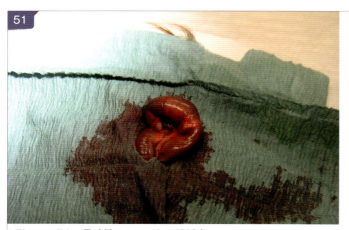
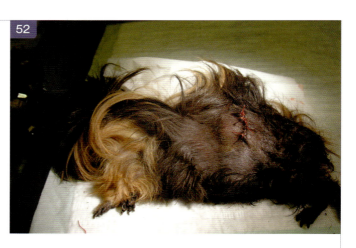

Figure 51. 長毛種モルモットの腸腫瘍
Figure 52. Fig. 51 と同じ症例。腸を切除した後のモルモット

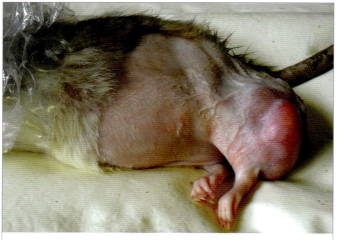

Figure 53. スナネズミの後肢に発生した間葉系由来の悪性腫瘍

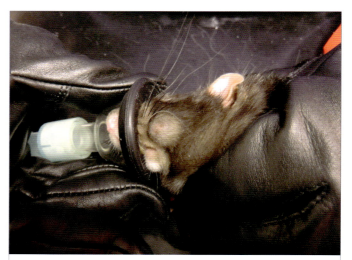

Figure 54. ラットの頭部の皮膚に発生した腺腫

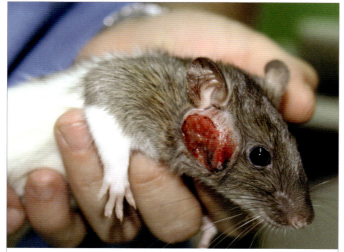

Figure 55. ラットの頭側の皮膚にみられた扁平上皮癌

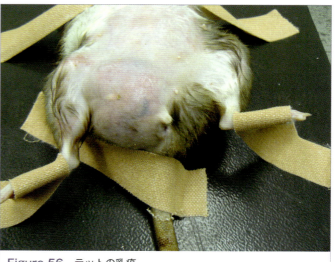

Figure 56. ラットの乳癌

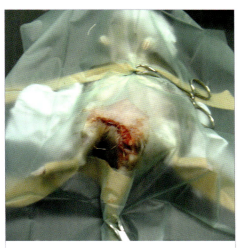

Figure 57. 乳癌のため乳腺切除したラット

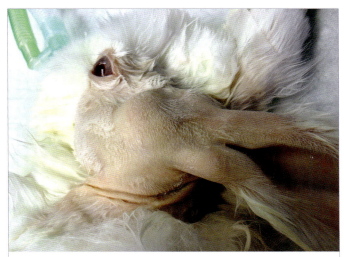

Figure 58. ウサギの耳下腺腫瘍

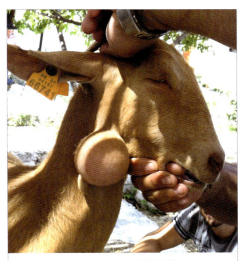

Figure 59. 家畜ヤギの嚢状腺腫

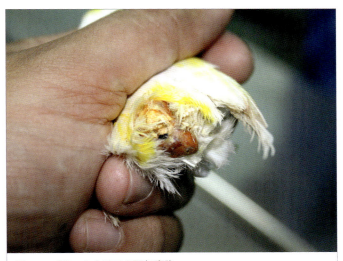

Figure 60. カナリアの羽包嚢胞

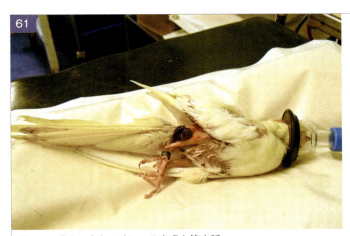
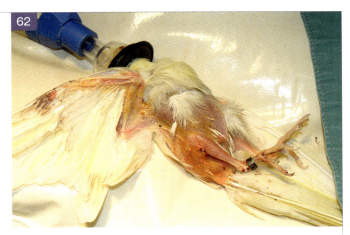

Figure 61. オカメインコの皮膚血管肉腫
Figure 62. Fig. 61と同じ症例。腫瘍切除後の外観

器官別の腫瘍の種類
Cancer types by system

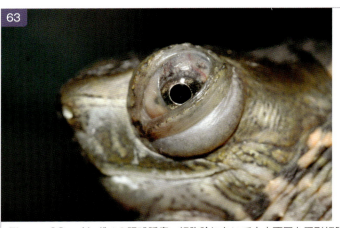
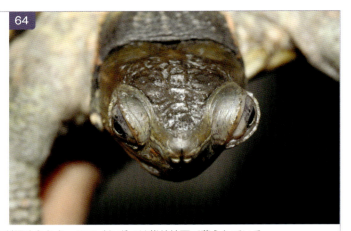

Figure 63. イシガメの眼球腫瘍。細胞診において大小不同な円形細胞が認められた。このイシガメは紫外線下で暮らしている
Figure 64. Fig. 63 と同じ症例の背面画像。片側の突出が明瞭に認められた

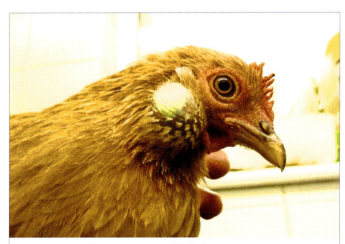

Figure 65. 雌の家禽における感染性腺腫

専門医の見解

・ペットとして飼育されるエキゾチック種の人気が高まり、その寿命が延びることは、これらの動物の腫瘍がより広く認められることにつながる。

・以前は治療不可能とされていたものであっても、新たな治療法が試されており、エキゾチック種に対する獣医内科および外科学は常に進歩している。

・適切な薬物療法や起こりうる副作用に対する認識は、エキゾチック種を取り扱う際に非常に重要である。

・疼痛および鎮痛への認識と知識は良好な結果を得るために重要である。エキゾチック種においても、痛みはどのような状況においても無視すべきではない。

・術後の回復の管理は重要であり、エキゾチック種においても実施すべき必須項目となる。体長や体表の状態によく注意を払うべきである。

・食餌量や体重の管理は重要である。エキゾチック種では、日常的な行動、規則的な摂食、体重減少の回復が認められれば、一般的には正常に戻ったと考えられる。

・内視鏡検査は動物の回復を観察するための有用な方法である。

10

がん化学療法の実際
Practical chemotherapy

器官別の腫瘍の種類
Cancer types by system

がん化学療法の実際

　がんに罹患したすべての動物と飼い主は，いくつかの方法で救われることができる。獣医腫瘍学の絶え間ない進歩によって犬と猫のがんの管理が向上し，そして病気の動物の生活の質を優先的に考慮している。

　獣医師は常に知識を更新し，プロトコルを最新のものにする必要があることから，治療のアプローチはしばしば変化する。遺伝学，分子生物学，および人腫瘍学における進歩が獣医学のこの専門分野の発展を促進している。

　従来の化学療法は飼い主や他の分野の獣医師に広く受け入れられるようになってきている。がん化学療法プロトコルに対して動物が実際に認容性を示しているということが，この発展に貢献している。

　化学療法を提示する際には，症例が必要とする治療と飼い主の考え方から最良の治療を実践するために，飼い主に状況をよく説明し，十分に話し合うことが非常に重要である。

飼い主の視点

　ある報告において(Harland et al., 2011)，55％の飼い主は最善の治療として外科手術を選択する一方で，27％の飼い主は外科手術，化学療法，および放射線治療の併用を選択した(Fig. 1)。化学療法または放射線による単独での治療を選択した飼い主はごく少数であった。治療を選択した飼い主の51％しか獣医師のこの専門分野の存在を知らなかったが，75％もの飼い主が他施設への紹介に同意した。治療法を決定する際には飼い主の考え方（治療費など）よりも，動物の福祉に関連した要素をより重要視していた。

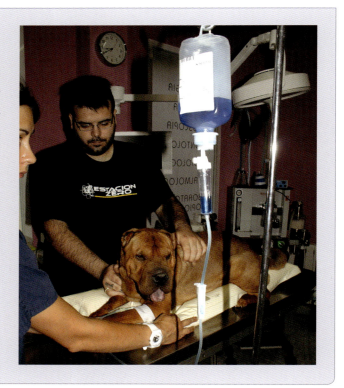

Figure 1. ミトキサントロンの静脈内点滴を受けている犬

治療

　古典的な治療では正常細胞と腫瘍細胞を識別することなく，細胞周期が活発な細胞を標的としている．多くのプロトコルは最大耐用量，すなわち標的組織が耐えうる最大量に基づいており，このアプローチに限界があることは明白である．対照的に，新しい治療法は腫瘍と戦うために別のアプローチを用いている．

　従来の化学療法の細胞毒性効果は非選択的で，腫瘍および正常（例：消化管上皮，骨髄細胞）組織に迅速に作用する．化学療法は消化管および免疫系（骨髄抑制）に対する副作用に加え，アナフィラキシー反応，皮膚毒性，膵炎，心毒性，肺毒性，神経毒性，肝障害，腎障害などを引き起こす可能性がある．

専門医のメモ

いくつかの研究によると，コリー系犬種，短い尾の犬種，ウエスト・ハイランド・ホワイト・テリアなどの品種では化学療法の副作用に対して特に感受性が高いものの，一般に猫は犬よりも副作用に感受性が高いとされている（Fig. 2）．

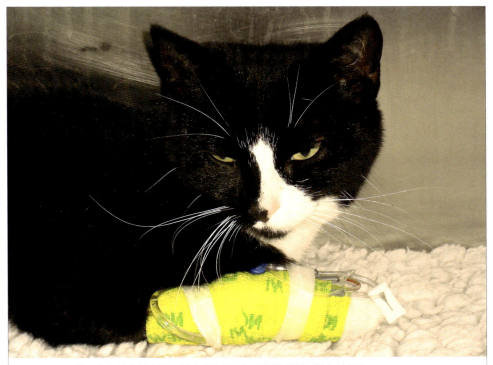

Figure 2. 猫は犬より化学療法に対する副作用に感受性が高い傾向がある

器官別の腫瘍の種類
Cancer types by system

　動物を化学療法で治療する際にはプロトコルをひとつに絞るべきではない。むしろ腫瘍と動物，そして飼い主自身に最も適した治療を適用するよう十分に評価しておくべきである(Fig. 3)。

一般的なルールとして，化学療法は増殖が緩徐になっている大きな腫瘍よりも，小さな腫瘍に対する効果の方が大きい。したがって，早期発見と早期治療がきわめて重要である。

　多くの化学療法プロトコルは治療に対する腫瘍の耐性を減らすため，複数の薬剤を組み合わせている。しかしこれは，特に自然界由来の薬剤において，多剤耐性現象により常に十分に機能するわけではない。

術後補助化学療法

　この治療法は，再発率や転移率が特に高いと予想される原発腫瘍を切除した後に用いられる。一例として骨肉腫が挙げられ，この腫瘍は術後の転移率が高く，化学療法に特に感受性がある。術後補助化学療法は毒性を示す危険性が低く，通常，骨肉腫，血管肉腫，猫の乳腺腫瘍の治療に対して用いられている。

専門医のメモ

補助的化学療法のもうひとつの興味深い使用法として，外科手術，放射線治療などに先立って，腫瘍の大きさを縮小させようとするもの(細胞数の減少)がある。

　多くの化学療法は治療指数が低い。これはすなわち，その用量が毒性のリスクを最小限に抑えつつ，最大限の効果を得るために注意深く計算されなければならないということを意味している。

　現在のところ，BSAシステム(体表面積, m^2)が一般的に用いられている。小型犬は代謝排泄能が高く，投与された薬剤の体内への分布が早いため，より高用量が投与される。このシステムは時としてうまくいかないことがある。したがって，小型犬では推奨される最小投与量により治療を行うことが一般に勧められている。

　最適な薬剤強度($mg/m^2/週$)とは，動物への毒性が最小であり，かつ耐えうる最大の用量のことである。

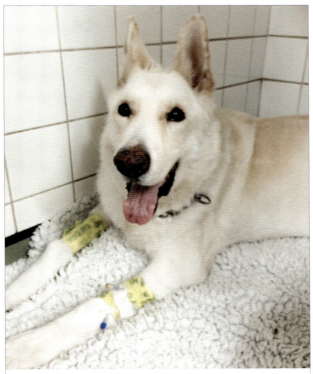
Figure 3. 化学療法を実施中の犬

メトロノミック化学療法

　メトロノミック化学療法は従来の薬剤を用いた新しい方法であり，**抗がん剤の少量頻回投与**としても知られている。

伝統的な化学療法のプロトコルでは，高用量の抗がん剤が1～3週間毎に投与される。対照的に，メトロノミック化学療法のプロトコルは低用量を1～2日毎に長期間投与していく。

　生存に関していえば，最大耐用量を用いた従来の化学療法プロトコルによる恩恵は小さく，これらの用量では急性もしくは慢性的な毒性を引き起こすことがある。最近の研究では，メトロノミック化学療法では動物の生活の質に及ぼす影響がより少ないということを示している。メトロノミック化学療法の目的は，がん細胞の死滅よりも**血管新生阻害作用**を発揮させることである。これは，循環する内皮細胞前駆細胞が化学療法に対して高い感受性を示すことによるものである。これら前駆細胞は，腫瘍に栄養を与える新生血管の形成を担っている。

器官別の腫瘍の種類
Cancer types by system

従来の最大耐用量によるアプローチとメトロノミック化学療法との決定的な違いは，後者において治療の長期間の中断がないことである。このことにより，腫瘍の化学療法によるダメージからの回復を減少させることができる。

　化学療法に高い感受性を示す腫瘍に対して，メトロノミック化学療法はT細胞抑制作用のみならず，分割放射線治療による効果に匹敵するほどの効果を発揮する。T細胞は，腫瘍細胞が免疫反応から回避できるようにさせるため，T細胞を抑制することで腫瘍細胞は捕捉されるようになる。

専門医のメモ

犬と猫におけるメトロノミック化学療法プロトコルでは，低用量のアルキル化剤にしばしば通常量の非ステロイド系抗炎症薬(NSAIDs)を併用させている。通常用いられているアルキル化剤としては，シクロホスファミド，ロムスチン，およびクロラムブシルが挙げられる。

　血管新生阻害作用により，メトロノミック化学療法は十分なマージンを確保して切除できないような腫瘍(例：血管肉腫，骨肉腫，軟部組織肉腫)の治療や，もともと肝臓や腎臓に疾患があり従来の化学療法に耐えられないような動物で特に有用である。

　一般的には十分に認容できるものであるが，メトロノミック化学療法により骨髄抑制，消化管および泌尿器障害が生じることがある。メトロノミック化学療法の効果はすぐには認められないため，一般状態が良好な動物や，もともと抱えている疾患に十分に耐えられている動物において，通常，メトロノミック化学療法は最適である。

　Table 1にメトロノミック化学療法で用いられている薬剤を挙げた。このタイプの治療では治療期間が定められていないということに注意してほしい。薬用量は長期投与するためのものとして設定されており，治療反応は治療中，腫瘍に関連した臨床症状が認められないということに基づいて評価される。

Table 1. メトロノミック化学療法に用いられる薬剤

薬剤	用量
エトポシド	50 mg/㎡/日, PO
カペシタビン	250 mg/日もしくは500 mg隔日, PO
クロラムブシル（※日本では未承認）	4 mg/㎡/日, PO
ゲムシタビン	200 mg/㎡, 2週間毎, IV
サトラプラチン（※日本では未承認）	5 mg/㎡/日, PO
シクロホスファミド	10 mg/㎡/日もしくは2日毎, PO
ドキシサイクリン	5 mg/kg, 1日2回, PO
ピロキシカム	0.3 mg/kg/日もしくは2日毎, PO
ロムスチン（※日本では未承認）	平均用量：2.82 mg/㎡, PO

低分子阻害薬

　チロシンキナーゼ阻害薬は獣医療において新しいタイプの薬剤であり，細胞の機能や生存に必須となる重要な経路に関与する酵素を阻害するようデザインされている。

　イマチニブ，トセラニブ，およびマシチニブ*といったいくつかの低分子阻害薬がチロシンキナーゼ阻害薬である。これらの化合物には確かな将来性があり，特に猫での使用においては未だ発展途上である。

低分子阻害薬はもともとグレードⅡおよびグレードⅢの肥満細胞腫の治療薬として承認されたが，肛門嚢腺癌，甲状腺癌，転移性骨肉腫，頭頸部癌，および鼻腔腺癌の治療薬としても有効な可能性を秘めている。

　低分子阻害薬は従来の化学療法剤ではないが，消化管障害および血液学的障害などの副作用が認められないというわけではない。

---

*監訳者注：Kinavet-CA1®（マシチニブ）の承認取り消しについて
条件付きで米国食品医薬品局（FDA）に承認されていたKinavet-CA1®（AB Science）が承認取り消しとなった。この薬剤は日本では承認されていないが，切除不能な犬の肥満細胞腫グレードⅡ・Ⅲに対するチロシンキナーゼ阻害薬として，条件付きで承認されていた。条件付き承認後は，5年間でその有効性を証明するデータを提出して，完全な承認を得る必要があるが，それらのデータを提出することができなかったため，2015年12月15日の時点で承認取り消しとなった。したがって，海外でKinavet-CA1®を入手することや，獣医師の裁量で治療に使うことは違法となる。

器官別の腫瘍の種類
Cancer types by system

化学療法の副作用

　獣医療で用いられるプロトコルの多くは低リスクで，動物の健康を脅かすほどの深刻なリスクを伴うことはほんの5％にすぎない。

　もし選択した化学療法で動物に望ましくない作用が起きてしまったら，これらの副作用を改善させるために，常に代替薬もしくは新しい薬剤に変更することが可能である。これら変更した薬は動物の90％において有効である。

　最も一般的な副作用は好中球減少と消化管障害である。

　化学療法剤を取り扱う者は，安全に取り扱うためのガイドラインに従わねばならないということを覚えておくことが重要である（Figs. 4, 5）。

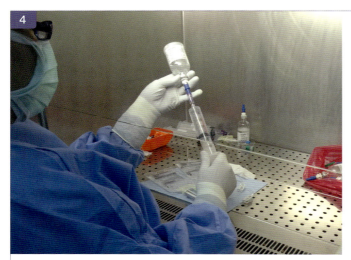 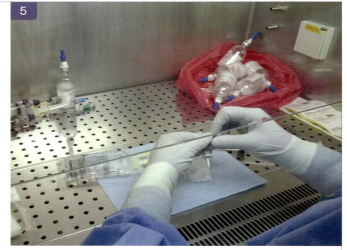

Figures 4, 5　安全キャビネットでの化学療法剤の準備

好中球減少と敗血症

　好中球減少は比較的よく認められる。好中球数が$1×10^9$/L以上残っている場合，感染症にかかるリスクは低い。好中球減少は通常，化学療法の7〜10日後に起きる。臨床症状は非特異的で，嗜眠，衰弱，発熱，食欲不振，頻脈，粘膜の発赤，毛細血管再充填時間の低下もしくは延長，および弱脈などである。

　動物が発熱している，もしくは明らかに具合が悪い時には，入院させて輸液を行うべきである（通常維持量の1.5〜2倍の晶質液を静脈から）。

　好中球数が$1×10^9$/L以下の際には，アモキシシリン＋クラブラン酸（13.75 mg/kg，12時間毎），エンロフロキサシン（5〜10 mg/kg，24時間毎），もしくはスルファトリメトプリム（7.5 mg/kg，12時間毎）の抗生物質投与が推奨されている。

> **専門医のメモ**
>
> もし動物の状態が明らかに不安定ならば，例えばアンピシリン（22 mg/kg，8 時間毎，IV）とアミカシン（10 mg/kg，24 時間毎，IV，IM，もしくは SC），もしくはセファゾリン（20 mg/kg，8 時間毎，IV）とエンロフロキサシン（5～10 mg/kg，24 時間毎，IV もしくは IM）といった抗生物質の併用投与が推奨される。

　動物が 48～72 時間以内に反応しない際には，血液を採取して細菌培養および感受性試験を行うべきである。組み替え型ヒト顆粒球コロニー刺激因子（G-CSF）を，入院期間の短縮と回復の促進のために用いることは意義深いことかもしれない。

消化管障害

　症状は，わずかな食欲低下から出血性胃腸炎まで様々である。これらの問題は通常，薬剤を投与してから 2～5 日後に起こる。

　治療は症状により異なり，消化器症状に対する療法食，輸液療法，メトクロプラミド（0.2～0.5 mg/kg，PO もしくは SC）やマロピタント（1 mg/kg，24 時間毎，SC もしくは 2 mg/kg，24 時間毎，PO）などの制吐剤，ロペラミド（0.08 mg/kg，8 時間毎，PO）などの止瀉剤，メトロニダゾール（25 mg/kg，12 時間毎，5 日間）などの抗生物質，ファモチジン（0.5～1 mg/kg，IV もしくは SC）もしくはパントプラゾール（1 mg/kg，IV）などの制酸剤が含まれる。

Appendices

Appendix 1
獣医腫瘍学において最もよく使用される薬剤

薬剤	投与経路	用量	副作用	使用例
アクチノマイシンD（ダクチノマイシン）	IV	3週間毎に0.75〜0.8 mg/㎡	・骨髄抑制 ・消化管の不快感 ・血管外漏出による血管周囲の損傷	リンパ腫
アグレプリストン（※日本では未承認）	SC	犬：1, 8, 15, 28, および35日目に10 mg/kg	・消化管障害 ・注射部位の炎症	腟線維腫の治療（60日目までに50％の腫瘍の大きさの縮小）
L-アスパラギナーゼ	IM, SC	・犬：400 IU/kg, IM または10,000 IU/㎡, 毎週 ・猫：400 IU/kg, SC, 毎週	アレルギー反応	リンパ腫
アセマンナン（※日本では未承認）	局所	犬および猫： ・1 mg/kg, IP ・2 mg/kg, 腫瘍内投与, 週に1回, 6回まで	報告されていない	腫瘍壊死因子（TNF）刺激薬
イダルビシン	IV	犬：24時間毎に2 mg/kg, 3週間に1回	・中等度の骨髄抑制 ・消化管の不快感 ・血管外漏出による血管周囲の損傷	定められていない
カルボプラチン	IV	・犬：21日毎に300 mg/㎡ ・猫：21日毎に210〜240 mg/㎡	・白血球減少 ・好中球減少 ・血小板減少 ・嘔吐	・癌腫 ・移行上皮癌 ・黒色腫（メラノーマ） ・骨肉腫 ・肉腫
クロラムブシル（※日本では未承認）	PO	犬：2〜6 mg/㎡を24時間毎から開始し, その後48時間毎に減量 猫： ・0.1〜0.2 mg/kgを24時間毎から開始し, その後48時間毎に減量 ・15 mg/㎡を24時間毎に4日間, それを3週間毎に継続	・好中球減少 ・骨髄抑制	・リンパ腫 ・慢性リンパ球性白血病 ・肥満細胞腫 ・骨髄腫 ・猫のシクロホスファミドの代替薬
ゲムシタビン	IV	・犬：21日毎に300 mg/㎡もしくは14日毎に675 mg/㎡をゆっくりと点滴 ・猫：14日毎に250 mg/㎡をゆっくりと点滴（投与量未定）	・骨髄抑制 ・消化管壊死	・移行上皮癌 ・乳腺癌 ・リンパ腫 ・悪性黒色腫 ・扁平上皮癌

獣医腫瘍学において最もよく使用される薬剤

薬剤	投与経路	用量	副作用	使用例
シクロホスファミド	PO, IV	犬および猫： ● 21日毎に250 mg/㎡ ● 24時間毎に50 mg/㎡, 4日間	● 出血性膀胱炎 ● 嘔吐 ● 下痢 ● 白血球減少 ● 好中球減少 ● 骨髄抑制 ● 脱毛	● リンパ腫 ● 癌腫 ● 肉腫
シスプラチン	IV	犬：21日毎に60 mg/㎡ ● 投与前の強制的な利尿処置：生理食塩水を25 mL/kg/hで3時間（投与は30分間） ● 投与後の強制的な利尿処置：生理食塩水を25 mL/kg/hで1時間	**猫での使用は禁忌** ● 嘔吐 ● 白血球減少 ● 腎毒性	● 骨肉腫 ● 移行上皮癌 ● 肉腫 ● 癌腫
シタラビン	IV	犬：24時間毎に150 mg/㎡, 5日間（骨髄抑制の際にはコロニー刺激因子を併用）	● 好中球減少 ● 血小板減少	● 急性白血病 ● リンパ腫 （中枢神経系とレスキュー）
ダカルバジン	IV	犬： ● 600～1,000 mg/㎡（4～8時間かけて） ● 200 mg/㎡を24時間毎に5日間，それを3週間毎に継続	血液毒性	リンパ腫（レスキュー）
タモキシフェン	PO	確立されていない （人：12時間毎に10 mg）	● 抗潰瘍薬との相互作用 ● がん性疼痛の増加	エストロゲン受容体に対する非ステロイド性阻害薬
チオテパ （※日本では未承認）	腔内, IM, 腫瘍内	犬および猫：毎週0.2～0.5 mg/㎡	骨髄抑制	がん性滲出液
ドキソルビシン	IV	● 犬：21日毎に30 mg/㎡ ● 猫：21日毎に25 mg/㎡ 10 mL/kgとなるように生理食塩水で希釈し，30分以上かけて投与 デキサメタゾンと制吐剤を併用	● 食欲不振 ● 嘔吐 ● 下痢 ● 骨髄抑制 ● 脱毛 ● 心毒性	● リンパ腫 ● 癌腫 ● 肉腫
リポソーム封入ドキソルビシン	IV	犬および猫：3週間毎に1 mg/kgをゆっくりとボーラス投与	● 皮膚障害。ビタミンB_6投与（8時間毎に25～50 mg, PO）により毒性を減弱させる ● 猫の腎臓における蓄積毒性	● リンパ肉腫 ● 悪性組織球症 ● 軟部組織肉腫 （猫の注射部位肉腫を含む） ● 癌腫
ドセタキセル	IV	犬：2～3週間毎に20～30 mg/㎡をゆっくりと点滴 （投与量未定）	過敏症	● 癌腫 ● 肉腫
トセラニブ	PO	● 犬：48時間毎に3.25 mg/kg（副作用がみられた場合は2.2 mg/kg） ● 猫：2.8 mg/kgを週に3～4日	● 骨髄抑制 ● 嘔吐 ● 下痢 ● 肝毒性	● 肥満細胞腫 ● 癌腫 ● 肉腫
パクリタキセル	IV	犬：3週間毎に132 mg/㎡をゆっくりと点滴。過敏症を最小限にするため前投薬が勧められる	● 過敏症 ● 好中球減少 ● 消化管毒性	● 肥満細胞腫 ● 乳腺腫瘍 ● 転移性骨肉腫 ● 悪性組織球症

Appendices

薬剤	投与経路	用量	副作用	使用例
ヒドロキシウレア	PO	・犬：24時間毎に50 mg/kg、週に3日間 ・猫：24時間毎に25 mg/kg、週に3日間	・白血球減少 ・貧血 ・血小板減少	・真性多血症 ・中枢神経系腫瘍
ビノレルビン	IV	犬：1〜2週間毎に15〜18 mg/m²	・好中球減少 ・胃障害	・原発性肺腫瘍 ・癌腫 ・リンパ腫
ビンクリスチン	IV	犬および猫：毎週0.5〜0.7 mg/m²	・好中球減少 ・嘔吐 ・下痢 ・便秘 ・血管外漏出による血管周囲の壊死	・リンパ腫 ・肥満細胞腫 ・可移植性性器腫瘍 ・免疫介在性血小板減少症
ビンブラスチン	IV	犬および猫：毎週2 mg/m²	・好中球減少 ・嘔吐 ・下痢 ・血管外漏出による血管周囲の壊死	肥満細胞腫
ブスルファン	PO	24時間毎に3〜4 mg/m²	白血球減少	リンパ細網系腫瘍
プリカマイシン（※日本では未承認）	IV	犬および猫：24時間毎に数日間、25〜30 mg/kgをゆっくりと点滴	・消化管障害 ・血液疾患 ・低カルシウム血症	・癌腫 ・高カルシウム血症
5-フルオロウラシル	IM, IV	犬：3週間毎に1 mg/kgをゆっくりとボーラス投与	・好中球減少 ・血小板減少 ・**猫での使用は禁忌** ・中枢神経系障害 ・**てんかんのある症例では禁忌**	様々な悪性腫瘍
ブレオマイシン	IV, SC	犬および猫：0.3〜0.5 IU/kgまたは10〜15 IU/m²、毎週	・注射部位の反応 ・肺毒性	・癌腫 ・肉腫 ・リンパ腫（レスキュー） ・病変内
プロカルバジン	PO	犬：24時間毎に14日間50 mg/m²、その後14日間休薬	・消化管障害 ・骨髄抑制	リンパ腫
マイトマイシンC	局所	犬：0.02〜0.04%を24時間毎（眼）、もしくは7日毎（膀胱内）	・結膜炎 ・膀胱炎	・眼の扁平上皮癌 ・移行上皮癌
ミトキサントロン	IV	・犬：21日毎に2.5〜5 mg/m² ・猫：21日毎に2.5〜6.5 mg/m²（ゆっくりと点滴）	・白血球減少 ・血小板減少 ・嘔吐 ・下痢	・移行上皮癌 ・リンパ腫 ・扁平上皮癌
メトトレキサート	PO, IV	犬および猫における経口投与：48時間毎に2.5〜5 mg/m² 静脈内投与： ・犬：毎週0.3〜0.5 mg/kg ・猫：2〜3週間毎に0.8 mg/kg	・骨髄抑制 ・消化管毒性 ・肝毒性	・癌腫 ・リンパ腫 ・白血病 ・自己免疫疾患
6-メルカプトプリン	PO	犬：24時間毎に50 mg/m²	・骨髄抑制 ・貧血	・白血病 ・リンパ腫

獣医腫瘍学において最もよく使用される薬剤

薬剤	投与経路	用量	副作用	使用例
メルファラン	PO	犬：24時間毎に6〜8 mg/m²で5日間，21日毎に繰り返す	●骨髄抑制 ●消化管毒性	多発性骨髄腫
ロムスチン （※日本では未承認）	PO	●犬：3週間毎に40〜70 mg/m² ●猫：3週間毎に40〜60 mg/m²	●骨髄抑制 ●肝毒性 ●嘔吐 ●血小板減少	●リンパ腫 　（導入およびレスキュー） ●肥満細胞腫 ●脳腫瘍 ●悪性組織球症 ●猫の注射部位肉腫

Appendix 2
体表面積換算表

体重 (kg)	体表面積 (m²)	体重 (kg)	体表面積 (m²)
0.5	0.06	26	0.88
1	0.10	27	0.90
2	0.15	28	0.92
3	0.20	29	0.94
4	0.25	30	0.96
5	0.29	31	0.99
6	0.33	32	1.01
7	0.36	33	1.03
8	0.40	34	1.05
9	0.43	35	1.07
10	0.46	36	1.09
11	0.49	37	1.11
12	0.52	38	1.13
13	0.55	39	1.15
14	0.58	40	1.17
15	0.60	41	1.19
16	0.63	42	1.21
17	0.66	43	1.23
18	0.69	44	1.25
19	0.71	45	1.26
20	0.74	46	1.28
21	0.76	47	1.30
22	0.78	48	1.32
23	0.81	49	1.34
24	0.83	50	1.36

さらに大きな動物に対しては，以下の計算式を用いる：

$$\frac{体重 (g)^{\frac{2}{3}} \times K}{10^4}$$

K（犬）= 10.1
K（猫）= 10

References

Ahn, A., Hills, S. New therapeutic options in veterinary oncology: Tyrosine kinase inhibitors. Masitinib in veterinary medicine. ACVIM Forum, 2011. Article (ABSci open).pdf.

Alexander, J.W., Patton, C. Oncología. Sección XIX. *Texto de cirugía de los pequeños animales*. Tomo II. Slatter, D. (ed.). Masson, 1996.

Barber, L.G. Cancer care in cats and dogs. Tufts University Canine and Feline Breeding and Genetics Conference, Boston, MA, 2011.

Bardagi, M., Ferrer, L., Fondevila, D. La biopsia cutánea: indicaciones y técnica. Dermatopatología. *Consulta Difus Vet*, 2004; 111:63-73.

Bateman, S. Parenteral or enteral feeding? Making the right choice. International Veterinary Emergency and Critical Care Symposium, 2005.

Berghmans, T., Paesmans, M., Lafitte, J.J. et al. Therapeutic use of granulocyte and granulocyte-macrophage colony-stimulating factors in febrile neutropenic cancer patients. A systematic review of the literature with meta-analysis. *Support Care Cancer*, 2002; 10:181-188.

Biller, B. Evaluating metronomic chemotherapy using relevant tumor biomarkers. Proceedings of the Annual Veterinary Medical Forum, ACVIM, 2011.

Burrows, C.F. Trastornos gastrointestinales. *Medicina clínica del perro y del gato*. Schaer, M (ed.). Masson, 2006.

Cartagena, J.C., Belloti, D., Borrego, J.F. et al. Oncología en animales de compañía I. *Canis et Felis*, 2008.

Cartagena, J.C., Belloti, D., Borrego, J.F. et al. Oncología en animales de compañía II. *Canis et Felis*, 2009.

Cartagena, J.C., Belloti, D., Borrego, J.F. et al. Oncología en animales de compañía III. *Canis et Felis*, 2010.

Chan, D. Sostén nutricional para el paciente en estado crítico. *Emergencias en medicina felina*. 1° edición. Dobratz, K., Costello, M. (eds.). Intermédica, 2012.

Chun, R., Garrett, L. Tumores genitourinarios y de glándulas mamarias. Cap. 188. *Tratado de medicina interna veterinaria*. 6ª edición. Ettinger, S., Feldman, E. (eds.). Mosby, 2007; Vol. 1.

Couto, G. Osteosarcoma en perros y gatos. *Medicina interna de pequeños animales*. 4ª edición. Nelson, Couto (eds.). Elsevier España, 2010.

Couto, G. Tumores de mastocitos. *Medicina interna de pequeños animales*. 4ª edición. Nelson, Couto (eds.). Elsevier España, 2010.

Couto, G., Moreno, N. Linfoma intestinal. *Oncología canina y felina. De la teoría a la práctica*. Servet Editorial, Grupo Asís Biomedia, 2013.

Couto, G., Moreno, N. Osteosarcomas. *Oncología canina y felina. De la teoría a la práctica*. Servet Editorial, Grupo Asís Biomedia, 2013.

Couto, G., Moreno, N. Tumores de piel y tejido subcutáneo. Mastocitomas. *Oncología canina y felina. De la teoría a la práctica*. Servet Editorial, Grupo Asís Biomedia, 2013.

Daly, M., Sheppard, S., Cohen, N. et al. Safety of masitinib mesylate in healthy cats. *J Vet Intern Med*, 2011; 25:297-302.

Day, M.J. What's new in alimentary neoplasia? World Small Animal Veterinary Association World Congress Proceedings, 2011.

De Gier, J., Van Sluijs, F.J. Testículos. Neoplasia testicular. Cap. 8. *Endocrinología clínica del perro y del gato*. Rijnberk, A., Kooistra, H.S. (eds.). Temis Medical, 2013, 243.

Del Castillo, N. Cómo interpretar el diagnóstico: elección del tratamiento. *Oncología clínica. Manual de iniciación*. Merial, 2009.

Del Castillo, N. Métodos de diagnóstico tumoral. *Oncología clínica. Manual de iniciación*. Merial, 2009.

Del Castillo, N. Otros signos de cáncer. *Oncología clínica. Manual de iniciación*. Merial, 2009.

Del Castillo, N. Tumores del sistema esquelético. *Oncología clínica. Manual de iniciación*. Merial, 2009.

Dervisis, N., Maclae, A., Short, J., Ahn, A., Kitchell, B. Review of U.S. cases treated with Masivet. Proceedings of the 31st Annual Conference of the Veterinary Cancer Society, 4-7 November, 2011.

Dubielzig, R.R. Tumors of the canine conjunctiva, eyelids, and orbit. World Small Animal Veterinary Association World Congress Proceedings, 2011.

Dubielzig, R.R., Ketring, K.L., McLellan, G.J., Albert, D.M. The uvea. *Veterinary Ocular Pathology - A Comparative Review*. Saunders Elsevier, Philadelphia, 2010; pp. 245-322.

Dubreuil, P., Letard, S., Ciufolini, M.A. et al. Masitinib (AB1010), a potent and selective tyrosine kinase inhibitor targeting KIT. *PLoS One*, 2009; 4(9):e7258.

Ehrhart, N., Ryan, S., Fan, T. Osteosarcoma in dogs. *Withrow and MacEwen's Small Animal Clinical Oncology*. Saunders Elsevier, 2013.

Elmslie, R.E., Glawe, P., Dow, S.W. Metronomic therapy with cyclophosphamide and piroxicam effectively delays tumor recurrence in dogs with incompletely resected soft tissue sarcomas. *J Vet Intern Med*, 2008; 22:1373-1379.

Endicott, M. Oncologic emergencies. *Clin Tech Small Anim Pract*, 2003; 18(2):127-30.

Featherstone, H. Intraocular tumours in the dog and cat. British Small Animal Veterinary Congress, 2013.

Fiani, F., Verstraete, F.J., Kass, P.H. Cox, D.P. Clinicopathologic characterization of odontogenic tumors and focal fibrous hyperplasia in dogs. *J Am Vet Med Assoc*, 2011; 238:495-500.

Foale, R., Demetriou, J. El paciente oncológico con anemia. Cap. 11. *Oncología de pequeños animales. Soluciones Saunders en la práctica veterinaria*. Elsevier España, 2011.

Foale, R., Demetriou, J. El paciente oncológico con cojera. *Oncología de pequeños animales. Soluciones Saunders en la práctica veterinaria*. Elsevier España, 2011.

Foale, R., Demetriou, J. El paciente oncológico con masas. *Oncología de pequeños animales. Soluciones Saunders en la práctica veterinaria*. Elsevier España, 2011.

Foale, R., Demetriou, J. Protocolo para realizar un lavado de próstata. Apéndice 5. *Oncología de pequeños animales. Soluciones Saunders en la práctica veterinaria*. Elsevier España, 2011.

Forján, M; Vérez-Fraguela, J.L., Bonastre, C., Moro de León, M., Iglesias, A. Carcinoma tonsilar en el perro: a propósito de un caso clínico. *Consulta Difus Vet*, 2006; 129:65-69.

Fox, S., Jones, B. Alteraciones musculoesqueléticas. Osteosarcoma. *Medicina clínica del perro y del gato*. Schaer M. (ed.). Masson, 2006.

Friedrichs, K.R., Young, K.M. Diagnostic cytopathology in clinical oncology. *Withrow and MacEwen's Small Animal Clinical Oncology*. Saunders Elsevier, 2013.

Frimberger, A.E. Chemotherapy in private practice. Part 1. World Small Animal Veterinary Association World Congress Proceedings, 2011.

García León, A. Adenocarcinoma metastásico con invasión del tronco del encéfalo. *Consulta Difus Vet*, 2008; 154: 33-38.

García Real, M.I. Esqueleto apendicular. *Atlas de interpretación radiológica en pequeños animales*. Servet Editorial, Grupo Asís Biomedia, 2013.

Gaschen, F.P., Teske, E. Síndromes paraneoplásicos. Sección IX. Cáncer. *Tratado de Medicina Interna Veterinaria*. 6° edición. Ettinger, S., Feldman, E. (eds.) Mosby, 2007; Vol. 1.

Gieger, T. Oral tumors in dogs and cats. ACVIM Forum, 2012.

Graus, J., Viloria, A., De Torre, A., Gascón, M., Sever, R., Rodríguez, J. Patología quirúrgica de la próstata y neoplasias testiculares. *Consulta Difus Vet*, 2003; 101:81-91.

Hahn, K.A., Legendre, A.M., Shaw, N.G. et al. Evaluation of 12- and 24-month survival rates after treatment with masitinib in dogs with nonresectable mast cell tumors. *Am J Vet Res*, 2010; 71:1354-1361.

Hahn, K.A., Ogilvie, G., Rusk, T. et al. Masitinib is safe and effective for the treatment of canine mast cell tumors. *J Vet Intern Med*, 2008; 22:1301-9.

Harland, L., Stell, A., Costar, D.S., Diese, L.G. Investigation of pet owners' baseline knowledge of cancer therapies for dogs and cats and factors that might affect their decision to pursue potential treatment options. British Small Animal Veterinary Congress, 2011.

Hauck, M.L. Tumors of the skin and subcutaneous tissues. *Withrow and MacEwen's Small Animal Clinical Oncology*. Saunders Elsevier, 2013.

Head, K.W., Else, R.W., Dubielzig, R.R. Tumors of the alimentary tract. *Tumors in Domestic Animals*. 4ª edición. Meuten, D.J. (ed.). Iowa State Press, 2002; pp. 401-481.

Henderson, R.A., Core, D.M. Piel. Oncología. Sección XIX. *Texto de cirugía de los pequeños animales*. Tomo II. Slatter, D. (ed.). Masson, 1996.

Hermine, O. Short-term tumor response to tyrosine kinase inhibitors versus long-term survival in mast cell tumors: follow-up data from a pivotal field study with masitinib. Proceedings of the 29th Annual Conference of the Veterinary Cancer Society, October 16-19, 2009.

Heyland, D.K., Dhaliwal, R. Early enteral nutrition vs. early parenteral nutrition: An irrelevant question for the critically ill? *Critical Care Medicine*, 2005; 33(1):260-261.

Heyland, D.K., Dhaliwal, R., Day, A. et al. Validation of the Canadian clinical practice guidelines for nutrition support in mechanically ventilated, critically ill adult patients: Results of a prospective observational study. *Critical Care Medicine*, 2004; 32(11):2260-2266.

Heyman, S.J., Diefenderfer, D.L., Goldschmidt, M.H., Newton, C.D. Canine axial skeletal osteosarcoma. A retrospective study of 116 cases (1986 to 1989). *Vet Surg*, 1992; 21(4):304-10.

Johnson, C. Alteraciones de los testículos. Neoplasias testiculares. Cap. 73. *Mecanismos de enfermedad en cirugía de pequeños animales*. 3ª edición. Bojrab, M.J., Monnet, E. (eds.). Interamericana, 2011.

Johnson, C. Trastornos del aparato reproductor. Alteraciones de los testículos. Cap. 61. *Medicina interna de pequeños animales*. 4ª edición. Nelson, R.W., Couto, G. (eds.). Elsevier Mosby, 2010.

Johnston, C.A. Trastornos del aparato reproductor. Alteraciones de los testículos. Neoplasia testicular. *Medicina interna de pequeños animales*. 4ª edición. Nelson, R.W., Couto, G. (eds.). Elsevier Mosby, 2010.

Johnston, C.A. Trastornos del aparato reproductor. Enfermedades de la próstata. Tumor prostático. *Medicina interna de pequeños animales.* 4ª edición. Nelson, R.W., Couto, G. (eds.). Elsevier Mosby, 2010.

Johnston, S.D. Sistema reproductivo de la hembra. Oncología. Sección XIX. *Texto de cirugía de los pequeños animales.* Tomo II. Slatter, D. (ed.). Masson, 1996.

Johnston, S.D. Sistema reproductivo del macho. Oncología. Sección XIX. *Texto de cirugía de los pequeños animales.* Tomo II. Slatter, D. (ed.). Masson, 1996.

Kiupel, M., Smedley, R.C, Pfent, C. et al. Diagnostic algorithm to differentiate lymphoma from inflammation in feline small intestinal biopsy samples. *Vet Pathol*, 2011; 48:212-222.

LaDue-Miller, T., Price, G.S., Page, R.L., Thrall, D.E. Radiotherapy of canine non-tonsillar squamous cell carcinoma. *Vet Radiol Ultrasound*, 1996; 37:74-77.

Lana, S., U'ren, L., Plaza, S. et al. Continuous low-dose oral chemotherapy for adjuvant therapy of splenic hemangiosarcoma in dogs. *J Vet Intern Med,* 2007; 21:764-769.

Lara, A. La terapia metronómica en oncología veterinaria. Congreso de Especialidades de AVEPA, 2012.

León, M. Firocoxib. Avances en oncología. *Oncología clínica. Manual de iniciación.* Merial, 2009.

Liptak, J.M., Ehrhart, N. Tumores óseos y articulares. Sección IX. Cáncer. *Tratado de medicina interna veterinaria.* 6ª edición. Ettinger, S., Feldman, E. (eds.). Mosby, 2007; Vol. 1.

London, C.A. Tyrosine kinase inhibitors in veterinary medicine. *Topics in Companion Animal Medicine*, 2009; 24:106-112.

London, C.A., Malpas, P.B., Wood-Follis, S.L. et al. Multi-center, placebo-controlled, double-blind, randomized study of oral toceranib phosphate (SU11654), a receptor tyrosine kinase inhibitor, for the treatment of dogs with recurrent (either local or distant) mast cell tumor following surgical excision. *Clin Cancer Res*, 2009; 15:3856-3865.

London, C.A., Mathie, T., Stingle, N. et al. Preliminary evidence for biologic activity of toceranib phosphate (Palladia) in solid tumors. *Vet Comp Oncol*, 2012; 10(3):194-205. Early view, first published online June 1, 2011.

Macy, D.W., Henry, C.J. Cancer-causing viruses. *Withrow and MacEwen's Small Animal Clinical Oncology.* Saunders Elsevier, 2013.

Martín, A., Bonvehí, C., Ardiaca, M., Montesinos, A. Patologías del aparato reproductor en conejas (*Oryctolagus cuniculus*). Profesión veterinaria, 2007; 16(67):87-90.

Martínez de Merlo, E. Neoplasias felinas asociadas al VILEF. *Actualización clínica de la infección por leucemia infecciosa en gatos.* Merial, 2009.

Mas, A., Blackwood, L., Cripps, P. et al. Canine tonsillar squamous cell carcinoma. *J Small Anim Pract*, 2011; 52(7):359-64.

Medleau, L., Hnilica, K.A. Dermatosis por hormonas sexuales: perros enteros. Cap. 9. *Dermatología de pequeños animales. Atlas en color y guía terapéutica.* 2ª edición. Saunders Elsevier, 2007.

Medleau, L., Hnilica, K.A. Neoplasias y lesiones tumorales no neoplásicas. *Dermatología de pequeños animales. Atlas en color y guía terapéutica.* 2ª edición. Saunders Elsevier, 2007.

Modiano, J.F. The genetic basis of cancer. *Withrow and MacEwen's Small Animal Clinical Oncology.* Saunders Elsevier, 2013.

Mutsaers, A.J. Metronomic chemotherapy. *Topics in Companion Animal Medicine*, 2009; 24:137-143.

Ogilvie, G., Marks, S. Cáncer. Cap. 25. *Nutrición clínica en pequeños animales*. 4ª edición. Hand, M.S., Thatcher, C.D., Remillard, R.L., Roudebush, P. (eds.). Intermédica, 2000.

Ogilvie, G.K., Hensel, P., Kitchell, B.E., Dubreuil, P., Ahn, A. Masitinib - a targeted therapy with applications in veterinary oncology and inflammatory diseases. CAB Reviews, 2011. Masitinib review.

Patel, A., Forsythe, P. Introducción a la alopecia. Cap. 20. *Dermatología de pequeños animales. Soluciones Saunders en la práctica veterinaria*. Elsevier España, 2010.

Peiffer, R.L., Wilcock, B.P., Dubielzig, R.R., Render, J.A., Whiteley, H.E. Fundamentals of veterinary ophthalmic pathology. *Veterinary Ophthalmology*. 3ª edición. Gelatt, K.N. (ed.). Lippincott, Williams & Wilkins, Philadelphia, 1999; pp. 355-425.

Pérez Alenza, M.D., Montoya, J.A., Peña, I. Tumores mamarios caninos: pronóstico y alternativas terapéuticas. *Consulta Difus Vet*, 2001; 9(79):61-67.

Phillips, B., Legendre, A., Neil, S., Ahn, A. Fifty months and counting: case studies exemplifying the long-term survival of masitinib in dogs with non-resectable grade II mast cell tumors. VCS Conference, October 29-November 1, 2010.

Proulx, J. Critical care nutrition II: enteral and parenteral methods. Western Veterinary Conference, 2003.

Ramsey, D.T. Ocular neoplasia. Western Veterinary Conference, 2002.

Rassnick, K.M. Tumores de la piel. Sección IX. Cáncer. *Tratado de medicina interna veterinaria*. 6ª edición. Ettinger, S., Feldman, E. (eds.). Mosby, 2007; Vol. 1.

Richardson, R. Biopsia, técnicas, citología e histopatología. Oncología. Sección XIX. *Texto de cirugía de los pequeños animales*. Tomo II. Slatter, D. (ed.). Masson, 1996.

Rissetto, K., Villamil, J.A., Selting, K.A. et al. Recent trends in feline intestinal neoplasia: an epidemiologic study of 1,129 cases in the Veterinary Medical Database from 1964 to 2004. *J Am Anim Hosp Assoc*, 2011; 47:28-36.

Robbins, M. Alteraciones de las glándulas mamarias en perros y gatos. *Mecanismos de enfermedad en cirugía de pequeños animales*. 3ª edición. Bojrab, M.J., Monnet, E. (eds.). Intermédica, 2011.

Roos, A.S., Fraytag, S., Moussy, A., Hermine, O. A c-Kit inhibitor (Masivet®) shows therapeutic potential in dog neurofibrosarcoma. Annual Congress of the European Society of Veterinary Oncology, 18th-20th March, 2010.

Sánchez, M., Corral, S., Graus, J., Rodríguez, J., Luján, I. Neoplasias pancreáticas en el perro: estudio de dos casos. *Consulta Difus Vet*, 2004; 114:51-56.

Scott, D.W., Miller, W.H., Griffin, C.E. Enfermedades endocrinas y metabólicas. Cap. 10. Neoplasia testicular y piel. *Dermatología en pequeños animales*. 6ª edición. Muller, Kirk (eds.). Intermédica, 2002.

Scott, D.W., Miller, W.H., Griffin, C.E. Tumores neoplásicos y no neoplásicos. Oncología cutánea. *Dermatología en pequeños animales*. 6ª edición. Muller, Kirk (eds.). Intermédica, 2002.

Silver, R.J. Integrative oncology: blending the best of conventional with evidence-based and supportive complementary therapies. Holistic Veterinary Medicine Club Symposium, 2013.

Simpson, F., Doig, G.S. Parenteral vs. enteral nutrition in the critically ill patient: a meta-analysis of trials using the intention to treat principle. *Intensive Care Medicine*, 2005; 31(1):12-23.

Slatter, D. Párpados. *Fundamentos de oftalmología veterinaria*. 3ª edición. Intermédica, 2004.

Sorenmo, K., Worley, D., Goldschmidt, N. Mammary gland tumors in dogs. *Withrow and MacEwen's Small Animal Clinical Oncology*. Saunders Elsevier, 2013.

Syrcle, J.A., Bonczynski, J.J., Monnette, S. et al. Retrospective evaluation of lingual tumors in dogs. *J Am Anim Hosp Assoc*, 2008; 44(6):308-19.

Thamm, D.H. Chemotherapy drug update: what's old, what's new? British Small Animal Veterinary Congress, 2011.

Thamm, D.H., Vail, D.M. Aftershocks of cancer chemotherapy: managing adverse effects. *J Am Anim Hosp Assoc*, 2007; 43:1-7.

Theon, A.P., Rodriguez, C., Griffey, S., Madewell, B.R. Analysis of prognostic factors and patterns of failure in dogs with periodontal tumors treated with megavoltage irradiation. *J Am Vet Med Assoc*, 1997; 210(6):785-788.

Theon, A.P., Rodriguez, C., Madewell, B.R. Analysis of prognostic factors and patterns of failure in dogs with malignant oral tumors treated with megavoltage radiation. *J Am Vet Med Assoc*, 1997; 210:778-784.

Thomas, P.G.A. Alteraciones de la reproducción. Cap. 12. *Medicina clínica del perro y el gato*. Schaer, M. (ed.). Masson, 2006.

Viadel, L., Aparicio, F., Pons, X. Tumores de células redondas. Clínica y diagnóstico citológico. *Consulta Difus Vet*, 2001; 9(84):91-98.

Viadel, L., Borrás, D. Citología de la piel y tejido subcutáneo del perro. *Consulta Difus Vet*, 2004; 111:51-62.

Wheeler, R. Aparato genital. Próstata. *Mecanismos de enfermedad en cirugía de pequeños animales*. 3ª edición. Bojrab, M.J., Monnet, E. (eds.). Intermédica, 2011.

Wilcok, B. Patología general del ojo. Neoplasia ocular. *Fundamentos de oftalmología veterinaria*. 3ª edición. Slatter, D. (ed.). Intermédica, 2004.

Wilkinson, G., Harvey, R. Dermatosis endocrinas. Hormonas gonadales. Tumor de células de Sertoli. Atlas en color de dermatología de pequeños animales. II edición. Harcourt Brace. 1998.

Wilkinson, G.T., Harvey, R.G. Dermatosis endocrinas. *Atlas en color de dermatología de pequeños animales*. 2ª edición. Harcourt Brace, 1998.

Wilkinson, G.T., Harvey, R.G. Dermatosis neoplásicas. *Atlas en color de dermatología de pequeños animales*. 2ª edición. Harcourt Brace, 1998.

Wright, Z.M. Canine and feline urogenital and reproductive cancer (SA205). Western Veterinary Conference, 2012.

Zandvliet, M., Teske, E., Chapuis, T., Fink-Gremmels, F., Schrickx, J.A. Masitinib reverses doxorubicin resistance in canine lymphoid cells by inhibiting the function of P-glycoprotein. *J Vet Pharmacol Therap*, 2013; 36(6):583-587.

監訳者

丸尾幸嗣（まるお こうじ）

1950年香川県高松市生まれ。獣医学博士，ヤマザキ学園大学動物看護学部動物看護学科教授，岐阜大学フェロー・名誉教授。
著書に『人癌とヌードマウス』，『疾患モデルハンドブック No.2』（ともに分担執筆，医歯薬出版），『動物細胞利用実用化マニュアル』（分担執筆，リアライズ社），『ヌードマウスと抗癌剤評価』（分担執筆，蟹書房），『小動物看護用語辞典』，『小動物最新外科体系 10. 外皮系』，『プレミアム・サージャンCE vol.2 腫瘍外科 —皮膚肥満細胞 脊椎・脊髄・末梢神経の腫瘍 エプリス—』，『犬と猫の治療ガイド 2012 & 2015 私はこうしている』（ともに分担執筆，インターズー），『犬と猫の臨床腫瘍学』（共著，同），『新獣医学辞典』（分担執筆，チクサン出版社／緑書房），『教養ブックレット Vol.3 日本脱出！留学のすすめ』，『教養ブックレット Vol.4 世紀の発明・発見』（ともに分担執筆，みらい）ほか。監訳書に『猫の主要疾患の臨床』，『サンダースベテリナリークリニクスシリーズ 犬と猫の老齢医学』，『Teton 最新獣医臨床シリーズ 犬と猫のリンパ腫 —診断と治療のための総合指針—』，『サンダースベテリナリークリニクスシリーズ 最先端獣医腫瘍学』，『Small Animal Oncology 腫瘍性疾患の基礎と臨床』，『動物病院のためのがん化学療法実践マニュアル』（ともにインターズー）など。

伴侶動物の腫瘍アトラス

2016年7月20日　第1刷発行©

著　者	Adrián Romairone Duarte Juan Carlos Cartagena Albertus
監訳者	丸尾幸嗣
発行者	森田　猛
発行所	株式会社 緑書房 〒103-0004 東京都中央区東日本橋2丁目8番3号 TEL 03-6833-0560 http://www.pet-honpo.com
日本語版編集	重田淑子，池田俊之
カバーデザイン	メルシング
印刷・製本	アイワード

ISBN978-4-89531-268-4　Printed in Japan
落丁，乱丁本は弊社送料負担にてお取り替えいたします。

本書の複写にかかる複製，上映，譲渡，公衆送信（送信可能化を含む）の各権利は株式会社 緑書房が管理の委託を受けています。

JCOPY 〈（一社）出版者著作権管理機構 委託出版物〉

本書を無断で複写複製（電子化を含む）することは，著作権法上での例外を除き，禁じられています。本書を複写される場合は，そのつど事前に，（一社）出版者著作権管理機構（電話 03-3513-6969，FAX03-3513-6979，e-mail：info@jcopy.or.jp）の許諾を得てください。
また本書を代行業者等の第三者に依頼してスキャンやデジタル化することは，たとえ個人や家庭内の利用であっても一切認められておりません。